Christian Keinki

Informationsbroschüren für Krebspatienten

Eine empfehlenswerte Quelle für Ratsuchende?

SCHRIFTENREIHE MASTERSTUDIENGANG CONSUMER HEALTH CARE

herausgegeben von Prof. Dr. Marion Schaefer

ISSN 1869-6627

14 *Judith Weigel*
Schwangerschaft bei Frauen mit und ohne Autoimmunerkrankungen
Ein Vergleich hinsichtlich der mütterlichen Charakteristika und des Ausgangs der Schwangerschaft
ISBN 978-3-8382-0468-0

15 *Christopher Funk*
Mobile Softwareanwendungen (Apps) im Gesundheitsbereich
Entwicklung, Marktbetrachtung und Endverbrauchermeinung
ISBN 978-3-8382-0493-2

16 *Carmen Flecks*
Auf der Suche nach Psychotherapie
Bedarfsplanung für die Psychotherapie unter besonderer Berücksichtigung des Versorgungsstrukturgesetzes 2012 (GKV-VStG)
ISBN 978-3-8382-0498-7

17 *Beate Kern*
Arzneimittel für seltene Erkrankungen:
Evidenzlevel der Wirksamkeitsstudien, Frühe Nutzenbewertung und Preisentwicklung in Deutschland
ISBN 978-3-8382-0762-9

18 *Heike Dally*
Anforderungen an das Design klinischer Studien in der Onkologie nach Einführung der frühen Nutzenbewertung
ISBN 978-3-8382-0933-3

19 *Malena Johannes*
Big Data for Big Pharma
An Accelerator for The Research and Development Engine?
ISBN 978-3-8382-0942-5

20 *Christian Keinki*
Informationsbroschüren für Krebspatienten
Eine empfehlenswerte Quelle für Ratsuchende?
ISBN 978-3-8382-0920-3

Christian Keinki

INFORMATIONSBROSCHÜREN FÜR KREBSPATIENTEN

EINE EMPFEHLENSWERTE QUELLE FÜR RATSUCHENDE?

ibidem-Verlag
Stuttgart

Bibliografische Information der Deutschen Nationalbibliothek
Die Deutsche Nationalbibliothek verzeichnet diese Publikation in der Deutschen Nationalbibliografie; detaillierte bibliografische Daten sind im Internet über http://dnb.d-nb.de abrufbar.

Bibliographic information published by the Deutsche Nationalbibliothek
Die Deutsche Nationalbibliothek lists this publication in the Deutsche Nationalbibliografie; detailed bibliographic data are available in the Internet at http://dnb.d-nb.de.

∞

Gedruckt auf alterungsbeständigem, säurefreien Papier
Printed on acid-free paper

ISBN-13: 978-3-8382-0920-3

Printed in Germany

Inhaltsverzeichnis

Abkürzungsverzeichnis

ABDA	Bundesvereinigung Deutscher Apothekerverbände
ÄZQ	Ärztliche Zentrum für Qualität in der Medizin
Afgis	Aktionsforum Gesundheitsinformationssystem e.V.
BfArM	Bundesministerium für Arzneimittel und Medizinprodukte
BUKO	Bundeskoordination Internationalismus
DNEbM	Deutsches Netzwerks Evidenzbasierte Medizin
DNFV	Deutsches Netzwerk Versorgungsforschung
DKH	Deutsche Krebshilfe
HON(Code)	Health On Net Foundation
IPDAS	International Patient Decision Aid Standards Collaboration
KID	Krebsinformationsdienst
PEF	Partizipative Entscheidungsfindung
SDM	Shared Decision Making

Zusammenfassung

Ein niederschwelliger Zugang zu zielgruppengerechten und qualitätsgesicherten Informationsangeboten wird im nationalen Krebsplan als Ziel 11a formuliert. Hierdurch soll die Patientenkompetenz gefördert (Ziel 12b) und somit die partizipative Entscheidungsfindung (Ziel 13) gestärkt werden [1]. Eine angemessene Informationsbeschaffung für die Betroffenen, aber auch Minimierung der potentiellen Gefährdung durch unzureichende Gesundheitsinformationen kann nur durch Zugang zu qualitativ hochwertiger Information gewährleistet werden [2]. Eine qualitativ hochwertige Information muss daher wissenschaftlich fundiert, also evidenzbasiert sein. Hierzu wird die bestverfügbare externe Evidenz mit der Expertenerfahrung zu den Patientenpräferenzen in Bezug gesetzt [3]. Da die Qualität, Relevanz und Aktualität von Gesundheitsinformationen von Betroffenen bzw. Laien oftmals nicht adäquat eingeschätzt werden können, kann eine selbständige, unsystematische und ungezielte Informationsbeschaffung und Umsetzung der Information für Unklarheit und Verwirrung sorgen [4].

Die vorliegende Studie untersucht, ob onkologische Gesundheitsinformationen in Form von Patienteninformationsbroschüren den formalen und inhaltlichen Kriterien einer zu empfehlenden Informationsquelle für Betroffene und Angehörige entsprechen.

Zu diesem Zweck wurden die Kernelemente des DISCERN- [5] und des Check-In-Instrumentes [6], sowie die Inhalte des afgis-Logos [7] und die Kriterien des HONCodes [8] verglichen und die relevanten Forderungen schrittweise extrahiert. Zusätzlich erfolgte der Abgleich mit den Kriterien für eine evidenzbasierte Patienteninformation [9], sowie fachliche Konsultation durch Prof. Gigerenzer1. Es wurden insgesamt 16 Items verschiedenen Kriterien zugeordnet. Der Kriterienkatalog der vorliegen Arbeit erreichte eine exzellente interne Konsistenz (Cronbachs Alpha >0,9). Die Evaluation der Broschüren erfolgte durch drei unabhängige Experten. Ausgewählt wurden Patienteninformationsbroschüren der sechs häufigsten Tumorerkrankungen

1 Prof. Gerd Gigerenzer, Direktor Harding-Center für Risikokompetenz, Max-Planck-Institut für Bildungsforschung, Lentzeallee 94 in 14195 Berlin

von Frauen und Männern [10]. Von den Internetseiten von onkologischen Fachgesellschaften, Selbsthilfegruppen, einer Stiftung (Deutsche Krebshilfe, DKH), Pharmafirmen und gesetzlichen Krankenkassen wurden insgesamt 52 Broschüren heruntergeladen und ausgewertet.

Die Auswertung der Broschüren nach der jeweiligen Tumorart ergaben im Mittelwert stets vergleichbare Itemwerte. Bei der Auswertung der einzelnen Items zeigte sich, dass die Broschüren der Stiftung und Fachgesellschaften stets deutlich besser abschnitten als die Broschüren der Selbsthilfe, der Krankenkassen und der Industrie.

Bei dem Vergleich mit der Literatur findet sich eine Überstimmung in der Kernaussage, dass die Mehrzahl der untersuchten Broschüren für eine gemeinsame Entscheidungsfindung ungeeignet ist, da den meisten Teilbereichen zu wenig oder teilweise gar keine Beachtung entgegen gebracht wird. Darüber hinaus wurde deutlich, dass zum einen die Kriterien von DISCERN oder Check-In nicht ausreichend sind, um eine sowohl inhaltlich, als auch formal angemessene Patienteninformation zu erstellen. Obwohl bei vielen Broschüren explizit auf die Anwendung von DISCERN- oder Check-In-Kriterien hingewiesen wurde, konnte keine vollständige Übereinstimmung mit diesen Kriterien festgestellt werden. Auch deshalb müssen weitere Kriterien und Aspekte zur Bewertung von patientenorientierten Informationsbroschüren herangezogen werden. Zur Qualitätssicherung muss außerdem verpflichtend eine Evaluation der Informationsmaterialen durch einen unabhängigen Dritten erfolgen.

I. Einleitung

Im nationalen Krebsplan fordert das Bundesministerium für Gesundheit eine deutliche Verbesserung der Patientenorientierung und Patienteninformation. Hierzu zählen unter anderem ein niederschwelliger Zugang zu zielgruppengerechten und qualitätsgesicherten Informations-, Beratungs- und Hilfsangeboten (Ziele 11a und 11b). Um eine partizipative Entscheidung fällen zu können, ist neben der kommunikativen Fähigkeit der Heilberufler bzw. der Leistungserbringer (Ziel 12a) auch eine entsprechende Kompetenz auf Seiten der Patienten wünschenswert. Die Stärkung der Patientenkompetenz wird deshalb als Ziel 12b und die Stärkung der partizipativen Entscheidungsfindung als Ziel 13 formuliert [1].

Die Stärkung der Patientenkompetenz hat aber nicht nur ethische bzw. moralische Gründe, sondern führt langfristig auch zu einem geringeren Verbrauch von medizinischen Ressourcen. So konnte in einer systematischen Übersichtsarbeit von 96 Studien durch Berkman und Kollegen nachgewiesen werden, dass eine niedrige Gesundheitskompetenz bei den Patienten mit mehr Hospitalisierungen, einer höheren Frequentierung von Notaufnahmen, mehr Fehleinnahmen von Arzneimitteln, einer geringeren Adhärenz und einer geringeren Inanspruchnahme von Vorsorgeuntersuchungen (Mammographie) und Präventionen (Influenzaimpfungen) assoziiert war [11]. Außerdem resultierte die niedrige Gesundheitskompetenz in einer schlechteren Fähigkeit Gesundheitsaussagen zu interpretieren. Das führt schließlich insgesamt zu einem schlechteren allgemeinen Gesundheitszustand und größerer Barrieren für die Inanspruchnahme einer adäquaten medizinischen Versorgung. Insbesondere bei älteren Patienten wurde zudem eine erhöhte Mortalität dokumentiert [11]. Analog hierzu führt eine stärkere Beteiligung von Patienten an Entscheidungsprozessen in der medizinischen Versorgung (dank verstärkter Gesundheitskompetenz) zu einer höheren Behandlungszufriedenheit, einer verbesserten Therapieadhärenz, weniger Entscheidungskonflikten, einem verbesserten Gesundheitsverhalten und einem besseren globalen Gesundheitsstatus [12]. Schließlich ergibt sich eine verbesserte Therapiesicherheit für die Patienten und es resultiert eine geringere Inanspruchnahme von (kostenintensiver) medizinischer Versorgung [13]. Eine unzureichende Gesundheitskompetenz kann dabei ganz unterschiedliche Gründe haben:

I.1 Informationsdefizite

Aus informationsökonomischer Sicht kann die Arzt- Patienten Beziehung als Principal-Agent-Theorie interpretiert werden. Hierbei wird durch den Principal (Patient) eine Handlung an den Agenten (Arzt) delegiert. Häufig beobachtet der Principal die Ausführung der Handlung nicht, sondern registriert nur das Ergebnis. Die Delegation ist Folge einer hierarchischen Beziehung aufgrund von Wissensdefiziten bzw. Informationsasymmetrien, eingeschränkter Möglichkeiten zur Verarbeitung von Informationen oder Zeitmangel [14]. In diesem Fall ist der Agent in der Regel besser als der Principal informiert. Die Informationsasymmetrie besteht zugunsten des Arztes. Aufgrund des Wissensvorsprungs ist es dem Agenten möglich Informationen zurückzuhalten (hidden information) oder Handlungen zu wählen, die der Principal nicht beobachten kann (hidden action) [15].

I.2 Barrieren in der Informationsübermittlung

Eine weitere Ursache für die mangelnde Gesundheitskompetenz der Patienten ist häufig auch der unzureichende Informationsfluss zwischen Arzt und Patient [16]. Die Informationsweitergabe durch Leistungserbringer an die Patienten stützt sich stets auf Wahrscheinlichkeiten und Unsicherheiten. Bei der Bewertung der Information müssen demnach der erwartete Nutzen mit den zu erwarteten Risiken verglichen werden. Da der Patient persönlich betroffen und anders als sein Arzt emotional involviert ist und somit in der Regel ein vermehrtes Sicherheitsbedürfnis hat, divergieren die zu Grunde liegenden Bewertungskonzepte von Arzt und Patient mitunter deutlich (siehe Tabelle 1) [17]:

Tabelle 1: Risikobewertung von Leistungserbringer und Laien [17].

Leistungserbringer		Laien
Wissenschaftliche Bewertung	←→	Intuitive Verfahren
Wahrscheinlichkeiten	←→	Absolute Entscheidungen (ja/nein)
Risikoabschätzung	←→	Sicherheitsbedürfnis
Risikovergleiche	←→	Diskrete Betrachtung
Durchschnittlicher Patient	←→	Persönlich betroffen

Zusätzlich besteht in der korrekten Interpretation von Wahrscheinlichkeiten eine weitere Hürde bei der Informationsverarbeitung. Eine fehlerhafte Interpretation von Wahrscheinlichkeiten kann zu einer körperlichen und seelischen Belastung der Pateinten führen. Wenn der mögliche Nutzen einer Prozedur überschätzt und der mögliche Schaden unterschätzt werden, kann eine unnötige bzw. kostenintensive oder gar belastende medizinische Prozedur die Folge sein [18]. Um die Diskrepanz zwischen tatsächlicher und empfundener Wahrscheinlichkeit aufgrund von Fehlinterpretation der bestehenden Evidenz zu verringern, wird es also nicht ausreichen, dass lediglich Leistungserbringer in diesem Bereich besser ausgebildet werden, wie eine Befragung von Patientinnen zum Thema Mammographie-Screening zeigte. Die hierbei befragten Frauen (94%) gingen von einer erheblichen Senkung der Mortalitätsrate durch das Screening aus. Insgesamt überstiegen die Annahmen der Teilnehmerinnen die tatsächliche Reduktion (1/1000) um das 10- bis 200-fache [19,20]. Parallel zur besseren Ausbildung der Leistungserbringer erscheint es daher sinnvoll, alle Anstrengungen zu unternehmen, um das Wissen der Bevölkerung zu Gesundheitsthemen und Fähigkeiten im Umgang mit Informationen zur Gesundheit (Health Literacy) zu verbessern.

Unabhängig von Risikoverständnis oder Interpretation von Wahrscheinlichkeiten ist die Ausbildung von kommunikativen Fähigkeiten zur Übermittlung von Informationen vom Arzt zum Patienten essentiell [21].

Neben den unterschiedlichen Risikobewertungen durch Arzt und Patient ist die Informationsverarbeitung und –weitergabe durch drei Barrieren erschwert [20,22]:

- Unvollständige bzw. fehlende oder irreführende Informationen

  - Empfehlung einer Maßnahme ohne detaillierte Angaben des individuellen Nutzens
  - Die alleinige Angabe des relativen Risikos
  - Angabe der 5-Jahres-Überlebensrate
  - Angabe einer unrealistisch hohen absoluten Risikoreduktion (insbesondere für das Mammographiescreening)
- Intransparente und für Laien schwer verständliche Darstellung des Risikos (Risikoformate)
- Fehlende ärztliche Kompetenz bei der Kommunikation (mangelnde Ausbildung)

I.3 Zusätzliche Informationsquellen

Zur Verbesserung der Informationsasymmetrie sollen demnach sowohl die kommunikativen Kompetenzen der Leistungserbringer (Ziel 12a des nationalen Krebsplans) als auch die Stärkung der Patientenkompetenz gemäß Ziel 12b des nationalen Krebsplans durch entsprechende Informationsangebote gefördert werden.

Von verbesserten Informationsangeboten und der daraus resultierenden besseren Informiertheit profitieren aber nicht nur die Patienten. Ärzte erleben laut Gesundheitsmonitor der Bertelsmannstiftung (n = 502) einen informierten Patienten als interessierten Gesprächsteilnehmer. Dennoch gibt es ärztlicherseits kontroverse Haltungen. Einerseits wird eine Erleichterung (32%) bzw. Zeitersparnis (47%) im Kontakt mit einem besser informierten Patienten empfunden, andererseits wird die Vorabinformation kritisch gesehen. So wird die vorhandene Information von den befragten Ärzten entweder als nur bedingt zutreffend (42%) oder gar als verwirrend für den Patienten (32%) beurteilt. Außerdem können viele Ärzte (27%) aufgrund von Zeitmangel nicht adäquat auf die informierten Patienten eingehen [23].

Während lange Zeit davon ausgegangen wurde, dass der Arzt der erste Ansprechpartner bzw. die erste konsultierte Informationsquelle darstellt, zeigte eine aktuelle Studie der Bertelsmann Stiftung, dass der Arzt als Informationsquelle lediglich Platz vier belegt. Viel häufiger werden Bücher oder Internet als Informationsquelle, insbesondere von jüngeren Patienten (bis 60 Jahre) und mit höherer Schulbildung genutzt. Kostenlose Broschüren und Zeitschriften (z.B. Apothekenzeitschriften) werden eher durch ältere Patienten mit eher niedrigem Bildungsniveau (Hauptschulabschluss) bevorzugt [24]. Umso wichtiger ist es, dass im Internet verfügbare Informationen und damit insbesondere Broschüren aufgrund der großen Reichweite und der damit einhergehenden weiten Verbreitung dem Informationsbedürfnis der Patienten entsprechen und aus fachlicher Sicht qualitativ hochwertig sind.

I.4 Evidenzbasierte Patienteninformationen

Eine angemessene Informationsbeschaffung, aber auch Minimierung der potentiellen Gefährdung durch unzureichende Gesundheitsinformationen zur Stärkung der Patientenkompetenz kann nur durch Zugang zu qualitativ hochwertiger Information gewährleistet werden [2]. Eine qualitativ hochwertige Information muss wissenschaftlich fundiert, also evidenzbasiert sein. Hierzu wird die bestverfügbare externe Evidenz mit der Expertenerfahrung zu den Patientenpräferenzen in Bezug gesetzt [3].
Im Jahre 2006 wurde die erste Definition zur evidenzbasierten Patienteninformation in Deutschland vorgelegt [25]:

> „Evidenzbasierte Patienteninformationen beruhen auf objektiven und wissenschaftlich belegten Aussagen zu Erkrankungen und deren Untersuchungs- und Behandlungsmöglichkeiten. Sie berücksichtigen die zum Zeitpunkt der Erstellung vorhandenen besten und aussagekräftigsten Daten zu den untersuchten Themen und die Erfahrungen und Bedürfnisse betroffener Patienten. Evidenzbasierte Patienteninformationen müssen für Menschen ohne medizinische Vorbildung verständlich und relevant sein. Relevanz bedeutet, dass als „Erfolgsfaktoren" der Behandlung auch solche dargestellt werden, die für Patienten bedeutsam sind. Dies sind insbesondere die Lebenserwartung und die Lebensqualität. Unter diesen Voraussetzungen sind evidenzbasierte Patienteninformationen eine Grundlage für Patienten, Entscheidungen für oder gegen in Frage kommende Untersuchungs- oder Behandlungsmaßnahmen zu treffen."

Damit nach dieser Definition eine Patienteninformation erstellt werden kann, müssen gewisse Kriterien erfüllt werden. Dazu wurden elf Kriterien (siehe Tabelle 12) anhand folgender Fragen vorgeschlagen [9]:

- Was sollte eine evidenzbasierte Patienteninformation enthalten?
- Wie sollten die Inhalte dargestellt werden?
- Wie sollte der Prozess der Informationserstellung gestaltet werden?

Mit dem Ziel, die Qualität von Gesundheitsinformationen sicher zu stellen und gleichzeitig die Patienten vor irreführender Information zu schützen, wurden im Zuge eines Konsensverfahrens diese Anforderungen erweitert und unter der Koordination des Fachbereichs „Patienteninformation" des Deutsches Netzwerks Evidenzbasierte Medizin (DNEbM e.V.) schließlich in einem Konsenspapier zusammengefasst. Mitgewirkt bzw. unterzeichnet hatten u.a. die Bundesvereinigung Deutscher Apothekerverbände (ABDA), die Arzneimittelkomission der deutschen Ärzteschaft, das Ärztliche Zentrum für Qualität in der Medizin (ÄZQ), die Bundeskoordination Internationalismus (BUKO) Pharma-Kampagne, das Deutsche Cochrane Zentrum, das Deutsches Netzwerk Versorgungsforschung (DNVF e.V.), die Kooperationsgemeinschaft Mammographie, der Krebsinformationsdienst (KID), die Universitäten Witten-Herdecke und Hamburg, die unabhängige Patientenberatung Deutschland und das Zentrum für Medien und Gesundheitskommunikation [26]. Dabei ging es vor allem um folgende Faktoren:

- Kennzeichnung von systematischer Suche, Auswahl, kritische Beurteilung
- Darstellen Fehlen von Evidenz
- Unverzerrte Ergebnisdarstellung
- Relevante Erfolgsfaktoren
- Darstellung von Wahrscheinlichkeiten in Laienverständlicher Form
- Realistische Vermittlung von Wissen und Grenzen des Wissens
- Schaden-Nutzen-Abwägung
- Berücksichtigung von Patienteninteressen
- Vermeidung von Interessenkonflikten

II. Zielstellung

Da die Qualität, Relevanz und Aktualität von Gesundheitsinformationen von Betroffenen bzw. Laien oftmals nicht adäquat eingeschätzt werden können, kann eine selbständige Informationsbeschaffung und Umsetzung der Information für Unklarheit und Verwirrung sorgen [4]. Deswegen hilft eine standardisierte Bewertung von Patienteninformationen dem Informationssuchenden bei der Selektion von hilfreicher oder auch kritisch zu bewertender bzw. ungeeigneter Literatur. Auch kann die Beachtung einiger Grundprinzipien bei der Erstellung von neuen Informationsquellen eine verbesserte Qualität ermöglichen. Unterschiedliche Formen der Qualitätssicherung sind durch den Anbieter, externe Kontrollen und schließlich den Nutzer selbst umsetzbar [27].

Der Anbieter kann durch Beachtung von Qualitätsstandards im Zuge seiner Selbstverpflichtung (durch interne und externe Evaluation) die formulierten Kriterien erfüllen. Ein Beispiel für die Bewertung von Patienteninformationen im Internet ist der HONCode [8]. Er stellt einen ethischen Verhaltenskodex für die Veröffentlichung von medizinischen Informationen im Internet dar. Wird der Verhaltenskodex befolgt, so wird dieser Umstand auf der jeweiligen Internetseite durch das HONCode-Siegel belegt. Initiator und Träger dieser Initiative ist die Nichtregierungsorganisation „Stiftung Health On the Net". Nach Beantragung des HONCode-Siegels werden die acht Grundprinzipien aus dem Verhaltenskodex für die entsprechende Internetseite überprüft (siehe Tabelle 13) [8].

Die externe Kontrolle kann durch staatliche oder private Einrichtungen anhand eines Kriterienkatalogs erfolgen. Beispiele hierfür ist das afgis-Logo (Aktionsforum Gesundheitsinformationssystem e.V.) [7]. Das Aktionsforum Gesundheitsinformationssystem (afgis) e. V. wurde 2003 von Organisationen, Unternehmen, Verbänden und Einzelpersonen gegründet, die sich der Qualitätssicherung von Gesundheitsinformationen verpflichtet und ein Prüfverfahren für Internetangebote entwickelt haben. Hierbei erfolgt die Prüfung von Zusatzinformationen über den jeweiligen Anbieter und das Angebot der Gesundheitsinformationen anhand von 10 Transparenzkriterien (siehe Tabelle 14). Wird die Prüfung bestanden, so erhält der Anbieter das für ein Jahr gültige Gütesiegel für geprüfte Gesundheitsinformation (afgis-Qualitätslogo) [7].

Die Qualitätssicherung durch den Anwender geschieht durch Überprüfung der Seriosität über die Dimensionen der Transparenz und der Ausgewogenheit der Informationen anhand von Surrogatparametern. In Deutschland wird bei einer Vielzahl von schriftlichen Patienteninformationen das DISCERN-Instrument häufig schon bei der Erstellung von Gesundheitsinformationen angewendet. Das DISCERN-Instrument ist ein standardisiertes Instrument für Entwickler und Nutzer von Informationsmaterialien, welches 1998 in einem mehrphasigen Verfahren entwickelt wurde. Dieser Fragenkatalog ist speziell zur Bewertung von schriftlichen Informationen vorgesehen, wobei der Nutzer 15 Kriterien beurteilt (siehe Tabelle 15) [28].

Des Weiteren kann die Qualitätsüberprüfung durch das so genannte Check-In-Instrument erfolgen, das zur Qualitätsbewertung von Gesundheitsinformationen entwickelt wurde. Es dient jedoch nicht als Grundlage für Zertifizierung von Informationen. Insbesondere bei der Erstellung von Informationen bietet dieses Instrument aber eine gute Orientierung (siehe Tabelle 16) [6].

Die vorliegende Studie untersucht, ob onkologische Gesundheitsinformationen in Form von Patienteninformationsbroschüren den formalen und inhaltlichen Kriterien einer zu empfehlenden Informationsquelle für Betroffene und Angehörige entsprechen.

III. Material und Methoden

III.1 Fragenkatalog

Die Bewertung einer Patienteninformation muss anhand von formalen, aber auch inhaltlichen Kriterien erfolgen. Zu diesem Zweck wurden aus den für Deutschland gebräuchlichsten Bewertungsinstrumenten (DISCERN, Check-In, HONCode und afgis-Logo) die Kernelemente verglichen und die relevanten Forderungen schrittweise für eine zu empfehlende Patienteninformation extrahiert [29].
Als erstes erfolgte hierbei der Vergleich und Abgleich der HONCode Prinzipien [8] mit dem DISCERN-Instrument [5]. Insgesamt wurden inhaltliche und formale Kriterien unterschieden (siehe Tabelle 17).
Im zweiten Schritt erfolgte dann der Abgleich bzw. die Ergänzung der Kriterien zur Qualitätsbewertung von Gesundheitsinformationen [25] (siehe Tabelle 18).
Danach folgte der Abgleich mit den Kriterien für eine evidenzbasierte Patienteninformation [9] (siehe Tabelle 19).
Als nächstes wurden die bisher erhobenen Kriterien um die Transparenzkriterien des afgis-Logos [7] ergänzt (siehe Tabelle 20).
Nachdem aus diesen Bewertungskriterien ein umfangreicher Katalog zusammengestellt wurde, konnte ein Fragenkatalog bzw. Anforderungskatalog zur Beurteilung von Patientenbroschüren extrahiert werden (siehe Tabelle 21).
Im letzten Schritt wurde der Anforderungskatalog erstellt. Es wurden insgesamt 16 Items verschiedenen Kriterien zugeordnet. Damit außerdem Aspekte der Risikokommunikation Beachtung fanden, erfolgte die wissenschaftliche Konsultation von Prof. Gigerenzer[2]. Die 16 Items wurden 4 verschiedenen Kategorien zugeteilt:

- Qualität der Veröffentlichung (Item 1-4)
- Qualität der Informationen (Item 5-10)
- Qualität der Informationsdarstellung (Item 11-12)

---

2 Prof. Gerd Gigerenzer, Direktor Harding-Center für Risikokompetenz, Max-Planck-Institut für Bildungsforschung, Lentzeallee 94 in 14195 Berlin

- Transparenz (Item 13-16)

Des Weiteren wurden 12 inhaltliche (Item 1-12) und 4 formale (Item 13-16) Kriterien unterschieden (siehe Tabelle 22).
Die Bewertung der einzelnen Items erfolgte jeweils auf einer dreistufigen Likert-Skala:

- 0 Punkte = wird nicht erfüllt
- 1 Punkt = wird teilweise erfüllt
- 2 Punkte = wird komplett erfüllt

III.2 Berücksichtigte Tumorerkrankungen

Für die Analyse von Informationsbroschüren wurden die für Frauen und Männer sechs häufigsten Tumorerkrankungen ausgewählt (siehe Tabelle 2) [10].

Tabelle 2: Häufigste Tumorlokalisationen an allen Krebsneuerkrankungen in Deutschland 2010. Darstellung in Reihenfolge und prozentualer Anteil der in Klammern (ohne nicht-melanotischen Hautkrebs) [10].

Rang	Männer	Frauen
1	Prostata (26,1)	Brustdrüse (31,3)
2	Lunge (13,9)	Darm (12,7)
3	Darm (13,4)	Lunge (7,6)
4	Harnblase (4,5)	Gebärmutterkörper (5,1)
5	Malignes Melanom der Haut (3,8)	Malignes Melanom der Haut (4,3)
6	Mundhöhle und Rachen (3,7)	Bauchspeicheldrüse (3,6)

III.3 Auswahl der Informationsbroschüren

Die Patienteninformationsbroschüren mussten im Internet frei herunterladbar sein. Broschüren, die nur postalisch verfügbar waren oder interaktive Gesundheitsinformationen wurden nicht berücksichtigt. Mit dem Fokus auf bösartige Erkrankungen wurden zunächst Informationsbroschüren der Selbsthilfegruppen über die jeweilige Internetpräsenz heruntergeladen. Einbezogen wurden alle bundesweit tätigen Selbsthilfegruppen, die auf folgenden Seiten registriert bzw. aufgeführt waren (siehe Tabelle 3):

Tabelle 3: Verzeichnisse und Datenbanken über bundesweit tätigen Selbsthilfegruppen. Letzter Aufruf der Seiten am 24.02.2015.

Name der Internetseite bzw. des Verzeichnisses für bundesweit tätige Selbsthilfegruppen	Internetseite
Allgemeiner Behindertenverband in Deutschland e.V. "Für Selbstbestimmung und Würde" (DBR)	http://www.deutscher-behindertenrat.de
Bundesarbeitsgemeinschaft SELBSTHILFE von Menschen mit Behinderung und chronischer Erkrankung und ihren Angehörigen e.V. (BAG SELBSTHILFE) e. V.	http://www.bag-selbsthilfe.de
Deutsche Arbeitsgemeinschaft Selbsthilfegruppen e.V.	http://www.dag-shg.de/
Deutsche Krebsgesellschaft e. V.	http://www.krebsgesellschaft.de/
Deutsche Krebshilfe	http://www.krebshilfe.de
Deutsches Krebsforschungszentrum Krebsinformationsdienst	http://www.krebsinformationsdienst.de
Deutscher Paritätischer Wohlfahrtsverband - Gesamtverband e. V.	http://www.der-paritaetische.de
Hauses der Krebs-Selbsthilfe Bonn	http://www.hksh-bonn.de
Nationale Kontakt- und Informationsstelle zur Anregung und Unterstützung von Selbsthilfegruppen (NAKOS)	http://www.nakos.de/
NetDoktor.de GmbH	http://www.netdoktor.de/

Des Weiteren wurden Broschüren der bundesweit-tätigen und auf Länderebene agierenden Institutionen mit onkologischer Fachexpertise von der entsprechenden Internetseite heruntergeladen. Eine Auflistung der hier vertretenen onkologischen Organisationen findet sich in Tabelle 25.

Da die Deutsche Krebshilfe eine gemeinnützige Organisation und demnach keine Fachgesellschaft ist, erfolgte, trotz onkologischer Fachberatung bei der Erstellung der „blauen Ratgeber“, die Auswertung die Patientenbroschüren

von den Internetseiten der Deutschen Krebshilfe als eigene Kategorie (Stiftung) und somit getrennt von den onkologischen Fachgesellschaften [30].
Die Beurteilung der Broschüren von gesetzlichen Krankenkassen erfolgte nach Konsultation der Internetseite und herunterladen der Broschüre von der jeweiligen bundesweit agierenden Krankenkasse [31]. Die detaillierte Aufstellung der Krankenkassen bzw. der einzelnen Internetseiten findet sich in Tabelle 23.
Auch die Internetseiten der weltweit 20 umsatzstärksten Pharmaunternehmen wurden nach Patientenbroschüren zu den sechs häufigsten Tumorarten durchgesehen [32]. Auch hierbei wurden nur Broschüren berücksichtigt, die heruntergeladen werden konnten (siehe Tabelle 24).

III.4 Evaluation der Broschüren

Die Evaluation der Broschüren erfolgte durch drei unabhängige Experten: Zwei Wissenschaftler mit Erfahrung in der Erstellung von Patienteninformationen und in der evidenzbasierten Medizin, sowie eine Medizininformatikerin mit Arbeitsschwerpunkt Patienteninformationen. Die Experten hatten jeweils keinen Einblick in die Bewertung der anderen beiden Experten.

III.5 Statistische Methoden

Die Bewertung der drei unabhängigen Prüfer, wurde für jede Domäne jeweils in einem Mittelwert zusammengeführt. Danach erfolgte die Mittelwertbildung aller Kriterien für jede Broschüre. Als nächstes wurden die Mittelwerte für die 4 Kategorien, sowie für die inhaltlichen und formalen Kriterien berechnet. Danach wurden zusätzlich die Mittelwerte aus den Ergebnissen für die Kriterien errechnet.
Der Test auf interne Konsistenz des Fragenkataloges wurde durch Berechnung von Cronbachs Alpha durchgeführt. Hierbei galt ein Wert von ≤ 0,5 als inakzeptabel, Werte >0,5 als schlecht, Werte >0,6 als fragwürdig, Werte >0,7 als akzeptabel, Werte >0,8 als gut und Werte > 0,9 als exzellent [33].
Alle Berechnungen wurden mit SPSS® (Version 22, Chicago, Illinois, USA) durchgeführt.

IV. Ergebnisse

IV.1 Anzahl und Charakterisierung der Patientenbroschüren

Die Suche wurde zwischen dem 14. und 21. Februar 2015 durchgeführt. Im Folgenden werden die heruntergeladenen Broschüren nach Herkunft (Kapitel IV.1.1-IV.1.1) und abschließend in der Gesamtheit (Kapitel IV.1.5) charakterisiert. Falls Broschüren mehr als einen Herausgeber hatten, war der jeweilige Hauptherausgeber für die Einteilung nach Herkunft der Broschüren ausschlaggebend.

IV.1.1 Selbsthilfe

Insgesamt wurden die Internetseiten von zwölf bundesweit tätigen Selbsthilfegruppen untersucht (siehe Tabelle 26).
Auf diesen Internetseiten konnten insgesamt 16 Broschüren heruntergeladen werden (siehe Tabelle 27). Es zeigte sich jedoch, dass lediglich auf „mamazone – Frauen und Forschung gegen Brustkrebs e.V." zwei eigenständige, tumorspezifische Broschüren zum Thema Brustkrebs und auf den Seiten des Bundesverbandes der Kehlkopflosen und Kehlkopfoperierten eine eigenständig produzierte Broschüre angeboten wurden. Die übrigen verfügbaren Broschüren waren entweder Broschüren der bundesweit tätigen onkologischen Organisationen oder Ratgeber über Krebs und Leben mit Krebs im Allgemeinen.

IV.1.2 Institutionen mit onkologischer Fachexpertise

Auf den offiziellen Seiten der bundesweit tätigen onkologischen Institutionen konnten 18 relevante Broschüren detektiert werden (siehe Tabelle 28).
Von den Internetseiten der Krebsgesellschaften auf Landesebene konnten auf sechs Internetseiten Broschüren gefunden werden (siehe Tabelle 29). Es zeigte sich jedoch, dass für die jeweilige Tumorentität der Inhalt der Broschüren der Broschüre der Deutschen Krebsgesellschaft glich und lediglich das Deckblatt und die Adressen für das entsprechende Bundesland angeglichen wurden. In einigen Fällen wurde eine allerdings veraltete Version angeboten.

Nur vier Broschüren aus Nordrhein-Westfalen zu den Themen Melanom, Brust-, Gebärmutterkörper- und Darmkrebs, eine Broschüre aus Bayern zum Thema Hautkrebs, eine Broschüre aus Bayern zum Thema Brustkrebs und eine Broschüre aus Berlin zum Thema Gebärmutterkörperkrebs wurden von der entsprechenden Landeskrebsgesellschaften selbst herausgegeben. Somit wurden insgesamt sieben weitere Broschüren ausgewertet. Die Landeskrebsgesellschaften aus Brandenburg, Hamburg, Hessen, Mecklenburg-Vorpommern, Saarland, Sachsen, Schleswig-Holstein und Thüringen stellen keine Broschüren online zu Verfügung.

IV.1.3 Stiftung

Von den Internetseiten der Deutschen Krebshilfe konnten insgesamt 10 Informationsbroschüren geladen werden (siehe Tabelle 30).

IV.1.4 Gesetzliche Krankenkassen

Von den Seiten der bundesweit tätigen gesetzlichen Krankenkassen konnten insgesamt fünf Broschüren geladen werden (siehe Tabelle 31).

IV.1.5 Pharmaindustrie

Nach Durchsicht der Internetseiten der Pharmafirmen konnten von drei Seiten Patientenbroschüren heruntergeladen werden (siehe Tabelle 32).

IV.1.6 Gesamtzahl

Insgesamt gelangten 52 unterschiedliche Patientenbroschüren zur Auswertung. Aufgeteilt nach Herkunft wurden von den gesetzlichen Krankenkassen 5 der 52 Broschüren (9,6%), von Pharmaindustrie 7 Broschüren (13,5%) und von den Selbsthilfegruppen insgesamt 3 Broschüren (5,8%) veröffentlicht. Die restlichen Broschüren stammten von Institutionen mit onkologischer Fachexpertise (27 Broschüren = 51,9%) oder der Stiftung (10 Broschüren = 19,2%). Bei der tumorspezifischen Betrachtung wurden die meisten Broschüren über das Mammakarzinom gefunden. Für die anderen Tumorarten wurden zwischen 4 und 8 unterschiedliche Broschüren ausgewertet. Lediglich über das Harnblasenkarzinom wurde nur 1 Broschüre heruntergeladen (siehe Tabelle 4).

Tabelle 4: Gesamtzahl der ausgewerteten Patientenbroschüren. Aufgeteilt nach Tumorentität mit Aufschlüsselung nach Herkunft. Absolute Anzahl bei der Aufschlüsselung nach Herkunft und Anzahl der Broschüren. Zusätzlich prozentualer Anteil der Broschüren an der Gesamtzahl, gerundet auf zwei Dezimalstellen.

Tumorart	Absolute Anzahl der Broschüren (prozentualer Anteil)	Aufschlüsselung nach Herkunft (absolute Anzahl in Klammern)
Harnblase	1 (1,92%)	• Stiftung (1)
Kolorektales Karzinom	7 (13,46%)	• Pharmaindustrie (1) • Krankenkasse (1) • Fachgesellschaft (4) • Stiftung (1)
Lungenkarzinom	5 (9,62%)	• Pharmaindustrie (3) • Fachgesellschaft (1) • Stiftung (1)
Mammakarzinom	14 (26,92%)	• Pharmaindustrie (1) • Krankenkasse (3) • Fachgesellschaft (7) • Selbsthilfe (2) • Stiftung (1)
Melanom	5 (9,62%)	• Fachgesellschaft (4) • Stiftung (1)
Mund-Rachen	4 (7,69%)	• Fachgesellschaft (1) • Selbsthilfe (1) • Stiftung (2)
Pankreaskarzinom	4 (7,69%)	• Pharmaindustrie (1) • Fachgesellschaft (2) • Stiftung (1)

Prostata-karzinom	8 (15,38%)	• Pharmaindustrie (1) • Krankenkasse (1) • Fachgesellschaft (5) • Stiftung (1)
Uteruskar-zinom	4 (7,69%)	• Fachgesellschaft (3) • Stiftung (1)

IV.2 Bewertung der Broschüren

IV.2.1 Gesamtbewertung

Insgesamt konnte keine der 52 Broschüren eine vollständige Erfüllung aller Kriterien erreichen, wobei jeweils für eine Tumorentität ein Mittelwert gebildet wurde und ein Mittelwert von 2 dem Maximum entspräche (siehe Tabelle 5).

Die niedrigsten Gesamtwerte von jeweils 0,67 ergaben sich bei zwei Patientenbroschüren zum Thema Mammakarzinom. Die eine Broschüre stammte von der Selbsthilfevereinigung „mamazone.de", die andere von dem Pharmaunternehmen „Roche". Am besten mit einem Mittelwert von jeweils 1,79 wurden die Broschüren zum Thema Melanom und Mundhöhlenkrebs der onkologischen Fachgesellschaften („Leitlinienprogramm Onkologie" der Arbeitsgemeinschaft der Wissenschaftlichen Medizinischen Fachgesellschaften e. V., der Deutschen Krebsgesellschaft e. V. und der Deutschen Krebshilfe e. V.) bewertet.

Tabelle 5: Gesamtbewertung aller Broschüren über alle Items. Sortiert nach absteigender Größe. Unterschiedliche Ränge bei gleichem Mittelwert resultieren aus der alphabetischen Ordnung. Angabe des Mittelwertes.

Rang	Patientenbroschüre (Tumorart)	Gesamtbewertung (Mittelwert)
1	Melanom_04	1,79
2	Mund_04	1,79
3	Darm_06	1,77
4	Darm_07	1,77
5	Prostata_06	1,77
6	Mamma_02	1,75
7	Mamma_03	1,75

8	Pankreas_03	1,73
9	Mamma_10	1,67
10	Lunge_05	1,65
11	Mund_03	1,65
12	Prostata_07	1,63
13	Mamma_01	1,60
14	Mamma_07	1,60
15	Mamma_12	1,58
16	Melanom_05	1,58
17	Melanom_01	1,56
18	Prostata_08	1,54
19	Prostata_02	1,54
20	Darm_01	1,52
21	Lunge_01	1,52
22	Uterus_01	1,52
23	Pankreas_04	1,52
24	Prostata_01	1,50
25	Pankreas_01	1,50
26	Mund_01	1,50
27	Harnblase_01	1,48
28	Uterus_04	1,46
29	Mund_02	1,46
30	Prostata_05	1,42
31	Darm_05	1,42
32	Mamma_09	1,40
33	Mamma_05	1,35
34	Darm_02	1,35
35	Pankreas_02	1,29
36	Lunge_04	1,25
37	Prostata_04	1,25
38	Lunge_02	1,21
39	Lunge_03	1,19
40	Mamma_04	1,17
41	Melanom_02	1,17
42	Uterus_02	1,15
43	Darm_03	1,15

44	Prostata_03	1,13
45	Mamma_13	1,13
46	Uterus_03	1,02
47	Mamma_14	1,00
48	Melanom_03	1,00
49	Darm_04	0,96
50	Mamma_06	0,79
51	Mamma_08	0,67
52	Mamma_11	0,67

IV.2.2 Bewertung der einzelnen Items

Am niedrigsten wurde das Item Nummer 14 (Transparenzkriterium: „Werden die Quellen ausreichend belegt?“) bewertet. Die höchste Bewertung erzielte das erste Item (Qualität der Publikation: „Ist das Ziel der Publikation eindeutig?“) (siehe Tabelle 6).

Bei der kategorialen Betrachtung der Items zeigte sich, dass die Qualität der Veröffentlichung (Items 1 bis 4) insgesamt am besten bewertet wurde. Danach folgten die Qualität der Informationen (Item 5 bis 10) und die Qualität der Informationsdarstellung (Items 11 und 12). Insgesamt erzielten die Transparenzkriterien (Items 13 bis 16) die niedrigsten Werte. Analog hierzu ergab sich eine bessere Bewertung der inhaltlichen Kriterien (Items 1 bis 12), als bei den formalen Kriterien (Items 13 bis 16).

Auch hierbei zeigte sich, dass bei keinem Item eine vollständige Erfüllung des jeweiligen Qualitätsmerkmals erreicht wurde. Aber alle Items wurden zumindest teilweise erfüllt.

Tabelle 6: Gesamtbewertung der Items und Kategorien über alle Broschüren. Angabe des Mittelwertes.

Item/Kategorie	Erläuterung	Gesamtbewertung über alle Broschüren (Mittelwert)
Item 1	Ist die Zielstellung der Publikation eindeutig?	1,92
Item 2	Ist die Publikation ausgewogen/ neutral geschrieben?	1,64
Item 3	Bietet die Publikation Unterstützung beim shared decision making?	1,47
Item 4	Enthält die Publikation detaillierte Angaben über ergänzende Hilfen und zusätzlich zweckdienliche Informationen?	1,63
Item 5	Verfügen die Autoren über eine ausreichende Qualifikation?	1,32
Item 6	Sind die Informationen wissenschaftlich belegt?	0,97
Item 7	Sind die Informationen genau?	1,54
Item 8	Sind die Informationen vollständig?	1,31
Item 9	Ist die Sprache an die Zielgruppe angepasst?	1,75
Item 10	Sind die Informationen relevant?	1,79
Item 11	Sind die Darstellungen angemessen/ verständlich?	1,32
Item 12	Werden Layout-Aspekte berücksichtigt?	1,47
Item 13	Ist ersichtlich von wem die Informationen stammen?	0,96
Item 14	Werden die Quellen ausreichend belegt?	0,49
Item 15	Werden keine Aussagen/ Empfehlungen zu Sachverhalten getä-	1,32

	tigt, zu denen keine sicheren Informationen vorliegen?	
Item 16	Gibt es Angaben zur Finanzierung der Publikation?	1,50
Qualität der Veröffentlichung	Item 1 bis 4	1,67
Qualität der Informationen	Item 5 bis 10	1,45
Qualität der Informationsdarstellung	Item 11 und 12	1,39
Transparenz/formale Kriterien	Item 13 bis 16	1,07
Inhaltliche Kriterien	Item 1 bis 12	1,51

IV.3 Reliabilität der Bewertungskriterien

Bei der Berechnung von Cronbachs Alpha ergab sich über die 16 Items mit einem Wert von 0,92 eine exzellente Reliabilität des Bewertungskataloges.
Die differenzierte Berechnung von Cronbachs Alpha für die 4 Kategorien führte für die Qualität der Informationsdarstellung zu einer akzeptablen, für die Qualität der Publikation, die Qualität der Informationen und die Transparenz zu jeweils einer gute Reliabilität (siehe Tabelle 7).

Tabelle 7: Cronbachs Alpha gesamt und nach Kategorien.

Kategorie	Cronbachs Alpha
Gesamt	0,92
Qualität der Publikation	0,82
Qualität der Informationen	0,81
Qualität der Informationsdarstellung	0,70
Transparenz	0,81

IV.4 Differenzierte Bewertung der Broschüren nach Tumorart

IV.4.1 Bewertung der einzelnen Items

Insgesamt am besten wurde das erste Item („Ist das Ziel der Publikation eindeutig?“) bewertet (siehe Tabelle 8). Die vollständige Erfüllung dieses Qualitätskriterium wurde bei den Broschüren über das Harnblasenkarzinom, das kolorektale Karzinom, das Pankreaskarzinom und Karzinome des Mund oder Rachens durch einen Mittelwert von 2 belegt. Die Werte der Broschüren der übrigen Karzinomarten zeigten allesamt Werte über 1,79 und erfüllen somit teilweise dieses Kriterium. Zudem wurde das neunte Item („Ist die Sprache der Zielgruppe angepasst?“) durch die Broschüre über das Harnblasenkarzinom im Mittel mit 2 Punkten und damit als vollständig zutreffend bewertet. Über alle Tumorarten hinweg wurden die Transparenzkriterien (Items 13 bis 16) am niedrigsten bewertet. Insbesondere das Item 14 („Werden die Quellen ausreichend belegt?“) wurde am schlechtesten bewertet. Allerdings wurde kein Kriterium als überhaupt nicht zutreffend bzw. erfüllt bewertet, da kein Item im Mittel mit 0 Punkten bewertet wurde.

Tabelle 8: Bewertung nach Tumorart. Angabe des Mittelwertes (n = absolute Anzahl Broschüren). Legende: Ha = Harnblase; Ko = Kolorektal; Lu = Lunge; Ma = Mamma; Me = Melanom; Mu = Mund-Rachen; Pa = Pankreas; Pr = Prostata; Ut = Uterus.

Item	Ha (n=1)	Ko (n=7)	Lu (n=5)	Ma (n=14)	Me (n=5)	Mu (n=4)	Pa (n=4)	Pr (n=8)	Ut (n=4)
1	2,00	2,00	1,93	1,79	1,93	2,00	2,00	1,96	1,92
2	1,67	1,67	1,53	1,55	1,47	1,75	1,67	1,83	1,75
3	1,67	1,48	1,40	1,38	1,40	1,75	1,75	1,50	1,33
4	1,33	1,71	1,80	1,45	1,73	1,92	1,83	1,63	1,42
5	1,67	1,33	0,87	1,14	1,33	1,50	1,58	1,54	1,50
6	1,33	0,95	0,87	0,71	1,00	1,50	1,17	1,21	0,75
7	1,67	1,62	1,47	1,48	1,47	1,67	1,75	1,67	1,25
8	1,33	1,19	1,20	1,19	1,13	1,58	1,33	1,71	1,17
9	2,00	1,76	1,87	1,71	1,87	1,83	1,67	1,54	1,92
10	1,67	1,81	1,93	1,79	1,93	1,83	1,75	1,67	1,67
11	1,67	1,52	1,47	1,21	1,33	1,42	1,25	1,29	1,08
12	1,33	1,48	1,53	1,48	1,60	1,42	1,42	1,46	1,33
13	1,00	0,76	0,87	0,90	1,13	1,25	1,17	1,04	0,67
14	0,33	0,43	0,40	0,38	0,60	1,08	0,50	0,58	0,17
15	1,33	1,33	1,27	1,14	1,27	1,50	1,50	1,54	1,25
16	1,67	1,67	1,40	1,40	1,53	1,58	1,83	1,38	1,42

IV.4.2 Bewertung der einzelnen Kategorien

Bei der kategorialen Bewertung der Broschüren zeigte sich, dass die Kategorie „Qualität der Veröffentlichung" stets den höchsten Mittelwert erreichte (siehe Tabelle 9). Die Broschüren über das Harnblasenkarzinom, Karzinome von Mund und Rachen, Pankreaskarzinom, Prostatakarzinom und Uteruskarzinom war die Qualität der Informationen besser als die Qualität der Informationsdarstellung. Bei Broschüren über das kolorektale Karzinom, Lungenkarzinom, Mammakarzinom und Melanom war hingegen die Informationsdarstellung besser als die Qualität der Informationen. Die Transparenzkriterien bzw. formalen Kriterien wurden bei jeder Tumorart am schlechtesten bewertet.

Die inhaltlichen Kriterien wurden höher als die formalen Kriterien bewertet. Insgesamt zeigte sich auch hierbei, dass keine Kategorie vollständig bei den Broschüren einer Tumorart erfüllt wurde, aber auch keine Kategorie als völlig unzureichend bewertet wurde.

Tabelle 9: Kategoriale Bewertung nach Tumorarten. Angabe des Mittelwertes (n = absolute Anzahl Broschüren). Legende: Ha = Harnblase; Ko = Kolorektal; Lu = Lunge; Ma = Mamma; Me = Melanom; Mu = Mund-Rachen; Pa = Pankreas; Pr = Prostata; Ut = Uterus.

Kategorie	Ha (n=1)	Ko (n=7)	Lu (n=5)	Ma (n=14)	Me (n=5)	Mu (n=4)	Pa (n=4)	Pr (n=8)	Ut (n=4)
Qualität der Ver-öffentlichung (Items 1-4)	1,67	1,71	1,67	1,54	1,63	1,85	1,81	1,73	1,60
Qualität der Informationen (Items 5-10)	1,61	1,44	1,37	1,34	1,46	1,65	1,54	1,56	1,38
Qualität der Informations-darstellung (Items 11-12)	1,50	1,50	1,50	1,35	1,47	1,42	1,33	1,38	1,21
Transparenz (Items 13-16)	1,08	1,05	0,98	0,96	1,13	1,35	1,25	1,14	0,88
Inhalt (Items 1-12)	1,61	1,54	1,49	1,41	1,52	1,68	1,60	1,58	1,42
Format (Items 13-16)	1,08	1,05	0,98	0,96	1,13	1,35	1,25	1,14	0,88

IV.5 Differenzierte Bewertung der Broschüren nach Herkunft bzw. Autorenzugehörigkeit

IV.5.1 Bewertung der einzelnen Items

Bei der Auswertung der einzelnen Items nach Herkunft der Broschüren zeigte sich stets der Trend, dass die Broschüren der Stiftung und Fachgesellschaften deutlich besser und in ähnlicher Höhe im Vergleich zu den Broschüren der Selbsthilfe, der Krankenkassen und Industrie, die wiederum ebenfalls häufig in ähnlicher Höhe bewertet wurden, beurteilt wurden (siehe Tabelle 10). Eine Abweichung von diesem Muster ergab sich bei drei Items. Die Fragen, ob die Sprache der Zielgruppe angepasst sei (Item 9), es ersichtlich sei, von wem die Informationen stammen (Item 13) und ob die Quellen ausreichend belegt werden würden (Item 14), wurden durch die Broschüren der Selbsthilfe am besten beantwortet.
Insgesamt wurde nur das erste Item („Ist die Zielstellung der Publikation eindeutig?") bei den Broschüren der Krankenkasse und Stiftung absolut erfüllt. Ansonsten wurden die Items der Broschüren überwiegend mit „trifft teilweise zu", also im Mittel mit einem Punkt bewertet.

Tabelle 10: Bewertung nach Herkunft der Broschüren. Angabe des Mittelwertes (n = absolute Anzahl).

Item	Selbsthilfe (n=3)	Fachgesellschaft	Krankenkasse (n=5)	Industrie (n=7)	Stiftung (n=10)
1	1,56	1,95	2,00	1,76	2,00
2	1,22	1,84	1,40	1,14	1,70
3	1,22	1,54	1,27	1,19	1,67
4	1,22	1,73	1,40	1,33	1,83
5	0,56	1,53	1,13	0,48	1,67
6	0,56	1,07	0,80	0,48	1,33
7	0,89	1,72	1,20	1,29	1,63
8	0,78	1,46	1,13	1,05	1,33
9	1,89	1,73	1,67	1,71	1,83
10	1,44	1,85	1,73	1,62	1,87
11	0,67	1,37	1,40	1,19	1,43
12	1,22	1,49	1,53	1,52	1,40
13	1,11	1,01	0,80	0,62	1,07
14	0,78	0,62	0,40	0,10	0,37
15	0,67	1,51	0,93	0,95	1,47
16	0,78	1,59	1,47	1,24	1,67

IV.5.2 Bewertung der einzelnen Kategorien

Auch bei der kategoriale Bewertung nach Herkunft der Broschüren, konnte das Muster, dass die Broschüren der Stiftung und Fachgesellschaften deutlich besser und in ähnlicher Höhe im Vergleich zu den Broschüren der Selbsthilfe, der Krankenkassen und Industrie, die wiederum ebenfalls häufig in ähnlicher Höhe bewertet wurden, nachgewiesen werden (siehe Tabelle 11). Lediglich die Qualität der Informationsdarstellung wurde bei den Broschüren der Krankenkasse am höchsten bewertet. So wurden die Qualität der Veröffentlichung und die Qualität der Informationen durch die Broschüren der Stiftung am besten erfüllt. Die Qualität der Informationsdarstellung und die Transparenz wurden am besten durch die Broschüren der Fachgesellschaften umgesetzt.
Analog zu den weiter oben beschriebenen Beobachtungen wurden die formalen bzw. Transparenzkriterien im Mittel jeweils am niedrigsten bewertet. Eine absolute Erfüllung der Kategorien konnte kein Herausgeber erreichen.

Tabelle 11: Kategoriale Bewertung nach Herkunft der Broschüren. Angabe des Mittelwertes (n = absolute Anzahl Broschüren).

Kategorie	Fachgesell-schaft (n=27)	Industrie (n=7)	Selbsthilfe (n=3)	Krankenkasse (n=5)	Stiftung (n=10)
Qualität der Ver-öffentlichung (Items 1-4)	1,77	1,36	1,31	1,52	1,8
Qualität der Informatio-nen (Items 5-10)	1,56	1,09	1,02	1,23	1,61
Qualität der Informations-darstellung (Items 11-12)	1,43	1,36	0,94	1,47	1,42
Transparenz (Items 13-16)	1,18	0,73	0,83	0,9	1,14
Inhalt (Items 1-12)	1,61	1,22	1,1	1,39	1,64
Format (Items 13-16)	1,18	0,73	0,83	0,9	1,14

V. Diskussion

V.1 Gesamtzahl der Broschüren

In der vorliegenden Studie konnten über insgesamt 9 Tumorarten trotz umfangreicher Recherche lediglich 52 Patientenbroschüren gefunden und ausgewertet werden.
Bereits 1995 wurden durch eine US amerikanische Arbeitsgruppe insgesamt 30 amerikanische Patientenbroschüren ausgewertet werden und dabei nur Broschüren der amerikanischen Krebsgesellschaft und des nationalen Krebsinstituts einbezogen [34]. Durch Beaver et al. wurden insgesamt 50 Broschüren zum Thema Brustkrebs ausgewertet [35]. In einer anderen tumorspezifischen Studie über Informationsbroschüren zum Thema Prostatakarzinom konnten durch Weintraub und Kollegen insgesamt 29 Broschüren untersucht werden [36]. Auch in aktuelleren Arbeiten wurden jeweils deutlich mehr Broschüren gefunden und ausgewertet. So konnten 2009 durch Nicholls und Kollegen 31 Broschüren zum Thema Melanom [37] und 2013 durch die Arbeitsgruppe von Rasky in Österreich insgesamt 16 Broschüren über Screeningmaßnahmen beim Mammakarzinom gefunden werden [38].
Zusammengefasst konnten international tumorspezifisch deutlich mehr Patientenbroschüren ausgewertet werden. Gründe hierfür könnten natürlich der schlichte Mangel an deutschen Informationsmaterialen sein bzw. dass in anderen Ländern mehr Informationsmaterialien entwickelt und bereit gestellt werden. Viel wahrscheinlicher ist es allerdings, dass die insgesamt geringe Anzahl von Broschüren durch die in dieser Studie angewendete Methodik begründet ist. Denn zunächst wurden nur Broschüren ausgewählt, die frei im Internet mittels Download verfügbar waren. Die meisten der oben angeführten Studien erreichten eine höhere Anzahl auch durch aktive Anfragen bei weiteren Institutionen bzw. durch postalischen Versand. Darüber hinaus wurden nur Broschüren erfasst, die eine bundesweite Verbreitung aufwiesen. In Arbeiten, die auch regional gebräuchliche Broschüren einbezogen, ist deren Gesamtzahl entsprechend höher. So zeigte sich in einer schwedischen Studie an Informationsmaterialien über Screeningmaßnahmen zum kolorektalen Karzinom, dass 31 der 125 Broschüren aus 27 verschiedenen Krankenhäu-

sern stammten [39]. Es darf auch nicht vergessen werden, dass bei den meisten Studien, die eine hohe Gesamtzahl an Broschüren bewerteten, meist lediglich Screeningmaßnahmen behandelt wurde. In der vorliegenden Studie wurden explizit nur Broschüren bewertet, die einen kompletten Überblick über eine Tumorerkrankung boten.

V.2 Bewertung der Broschüren

Generell zeigte sich bei der Auswertung, dass die Broschüren der Stiftung und Fachgesellschaften stets deutlich besser und als die Broschüren der Selbsthilfe, der Krankenkassen und Industrie bewertet werden konnten.
Ein Grund hierfür kann der Entstehungsprozess der Broschüren sein. Bei den Fachgesellschaften erfolgt die Entwicklung und Erarbeitung durch Experten auf dem jeweiligen Gebiet, meist unterstützt durch Fachleute für die Erstellung von Gesundheitsinformationen. Häufig erfolgt zusätzlich eine Kooperation mit externen wissenschaftlichen Fachberatern. Da unter den Broschüren der Fachgesellschaften sich zudem die Adaptionen von ärztlichen Leitlinien an ein Laienpublikum finden, kann von einer hohen Qualität der Informationen ausgegangen werden. Insgesamt finden sich dafür nicht nur adäquate finanzielle Ressourcen bei Stiftung und Fachgesellschaft, denn diese sind bei der Pharmaindustrie oder den Krankenkassen ebenfalls zu unterstellen, sondern eine hohe fachliche Expertise bei der Erstellung von Patienteninformationen. Lediglich die Frage, ob die Sprache der Zielgruppe angepasst sei (Item 9), wurde bei den Broschüren der Selbsthilfegruppe am höchsten bewertet. Hieran wird deutlich, dass die angepasste Sprache am effektivsten durch die Laien selbst und weniger gut durch Experten erreicht werden kann. Allerdings wurde ein Aspekt der Patienteninformation bei der Bewertung nicht berücksichtigt. Denn unabhängig von der inhaltlichen oder formalen Qualität einer Information muss die Information für die entsprechende Zielgruppe verständlich, also lesbar sein. Durch eine Untersuchung von Butow und Kollegen konnte nämlich herausgefunden werden, dass Patienten mit Informationsmaterial überaus zufrieden waren, wenn sie in einer einfachen Sprache geschrieben wurden und vor der Therapie verfügbar waren [40]. Wenngleich in der internationalen Literatur sowohl in älteren Untersuchungen, als auch neueren Studien ein zu hohes Leseniveau für die untersuchten

Informationsbroschüren belegt wurde [34,41], so ist ein direkter Vergleich nicht möglich. Denn in der vorliegenden Studie wurde keine Lesbarkeitsprüfung durchgeführt. Es erfolgte jedoch eine qualitative Beurteilung von Kriterien zur Lesbarkeit. So beinhalteten die Items 9 („Ist die Sprache der Zielgruppe angepasst?"), sowie der Items 11 („Sind die Darstellungen angemessen/verständlich?") und 12 („Werden Layout-Aspekte berücksichtigt") Aspekte, die im Rahmen von Lesbarkeitsprüfungen geprüft werden. Hierbei zeigte sich stets, dass diese Kriterien zwar nicht komplett, aber immerhin teilweise erfüllt wurden. Die Eignung einer Gesundheitsinformation kann jedoch nicht über eine reine Lesbarkeitsprüfung bestimmt werden, wie in einem systematischen Review dargestellt wurde [42]. Hierbei konnten Friedman und Hoffmann-Goetz darlegen, dass eine ausschließliche Bestimmung von Wort- und Satzlänge auf der formale Lesbarkeitstests beruhen, wesentliche Aspekte zum Satzbau, Vorwissen und Motivation des Lesers, Illustrationen und Design nicht beachtet [42].
Die Auswertung der Broschüren nach der jeweiligen Tumorart ergaben stets vergleichbare Itemwerte, was nicht zuletzt durch die Mittelwertbildung zu erklären ist. Denn wie unter Kapitel IV.1.6 beschrieben, ist die Herkunft der Broschüren für jede Tumorart heterogen. Die meisten Broschüren einer Tumorart wurden sowohl von Fachgesellschaften oder der Stiftung, als auch von den Internetseiten von Krankenkassen, Industrie oder Selbsthilfe heruntergeladen. Wie zuvor dargestellt, ergeben sich dadurch bei den meisten Items in der Einzelbetrachtung sowohl hohe, als auch niedrigere Zahlenwerte, so dass vergleichbare Mittelwerte resultieren.
Insgesamt wird jedoch auch deutlich, dass unabhängig von den festgestellten Unterschieden der einzelnen Items je nach Herkunft der Broschüren lediglich bei der Bewertung des ersten Items („Ist das Ziel der Publikation eindeutig?") und hierbei auch nur bei Broschüren der Stiftung und Krankenkasse ein Mittelwert von 2,0 und somit eine vollständige Erfüllung (siehe Kapitel III.1: „trifft voll zu") erreicht wurde. Ansonsten wurde die Items der Broschüren überwiegend mit „trifft teilweise zu", also im Mittel mit einem Punkt bewertet. Bei der kategorialen Betrachtung der Items zeigte sich, dass die Qualität der Publikation (Items 1 bis 4) am höchsten bewertet wurde. Danach folgte die Qualität der Informationen (Item 5 bis 10) und die Qualität der Informationsdarstellung (Items 11 und12). Am niedrigsten wurden die

Transparenzkriterien (Items 13 bis 16) bewertet, was bei der Unterteilung in formale (Items 13 bis 16) und inhaltliche (Items 1 bis 12) Kriterien bestätigt wurde.

In ähnlichen Untersuchungen aus der internationalen Literatur wurden vergleichbare Ergebnisse bzw. Defizite aufgedeckt. So zeigten Walling und Kollegen bei der Bewertung von insgesamt 29 Prostatakarzinombroschüren, dass in der Summe von den 85 vordefinierten Unterkategorien nur 22 Kategorien eine hohe Bewertung erhielten. Somit wurde deutlich, dass die Information in vielen Bereichen entweder unvollständig oder nicht genau genug dargestellt wurden [43]. Auch bei einer anderen Untersuchung zum Thema Prostatakarzinom konnten Weintraub et al. an 29 Broschüren feststellen, dass 25 der 29 Broschüren (86%) nicht zur Unterstützung einer gemeinsamen Entscheidungsfindung geeignet waren [36]. In einer weiteren tumorspezifischen Untersuchung durch Rees, Ford und Sheard an 31 Broschüren zum Thema Prostatakarzinom, zeigte sich, dass keine der Broschüren als herausragend, sondern der Großteil als mäßig bis überhaupt nicht geeignet bewertet wurde [44]. Zu einem vergleichbaren Ergebnis gelangten Smith und Kollegen bei einer Untersuchung an 31 Broschüren über das kolorektale Karzinom [39]. So wurde durch die Arbeitsgruppe keine der Broschüren als überragend, sondern 99% (28 von 31 Broschüren) als ausreichend und sogar 4 Broschüren (1%) als nicht geeignet bewertet [39]. Etwas bessere Ergebnisse konnte durch die Arbeitsgruppe um Ryan an insgesamt 97 verschiedenen Informationsbroschüren von denen 27 onkologische Themen behandelten, festgestellt werden [45]. Die genauen Tumorentitäten waren aus der Publikation nicht ersichtlich, wohl aber die geprüften Themen. Es wurden Informationsbroschüren zum Thema Chemotherapie, sowie Wirkungen und Nebenwirkungen evaluiert. Es zeigte sich insgesamt, dass die meisten Broschüren als ausreichend (14,8%), ein Drittel als überragend (59,3%) und einige als unzureichend (25,9%) bewertet wurden [45]. Ein Grund für die deutlich besseren Werte im Vergleich zu den zuvor aufgeführten Studien kann die über die Jahre gewonnen Expertise bei der Erstellung von Gesundheitsinformationen sein. Allerdings wurden lediglich Broschüren zum Thema Chemotherapie und hierbei im Wesentlichen die Behandlung von Nebenwirkungen evaluiert, was ebenso eine Begründung darstellen kann, warum die meisten Broschüren als überragend bewertet wurden. Eine komplette Broschüre zu einer Tumorerkrankung zu erstellen, ist schon allein aufgrund der zu bewältigen Themenvielfalt und daraus resultierenden quantitativ höheren Datenmenge schwieriger. Ebenso erfordert es einen hohen zusätzlichen Aufwand, um die Fachtermini dem Zielpublikum verständlich zu machen. Auch in einer durch von Zapka et al. durchgeführten Analyse von Broschüren zur Mammographie aus 16 verschiedenen Ländern zeigte eine große Varianz in der Ausgewogenheit der Publikation, da nicht immer die Wahrscheinlichkeiten für falsch-positive oder falsch-negative Ergebnisse dargestellt wurden [46]. Darüber hinaus wurde eine partizipative Entscheidungsfindung durch entsprechende Hilfen lediglich in den Broschüren aus Dänemark, England und Kanada gefördert. Insgesamt zeigten nur 8 der untersuchten Broschüren eine vollständigen Überblick über das Risiko und den Nutzen der Mammographie. Insgesamt schlossen die Autoren daraus, dass die aktuell international verfügbaren Informationsbroschüren nur bedingt zur Entscheidungsfindung geeignet sind und ein Überarbeitungsprozess geboten ist [46]. Zu einem ähnlichen Ergebnis kamen auch Gummersbach und Kollegen bei einer weiteren internationalen Untersuchung von Mammographiebroschüren aus Deutschland, Italien, Spanien und Frankreich [47]. Insgesamt wurde nur die Hälfte der Items erfüllt. Insbesondere wurden die Wahrscheinlichkeiten für falsch-positive Resultate oder auch die Risiken und Nebenwirkungen von Screeningmaßnahmen waren nicht ausgewogen dargestellt. Wenn Zahlen dargestellt wurden, wurden in der Regel relative und keine absoluten Verhältnisse bzw. Risiken dargestellt [47]. Vergleichbare Defizite wurden außerdem in einer Studie von Rasky et al. bei Broschüren über das Mammakarzinomscreening aus Österreich festgestellt [38]. Insbesondere die Risiken des Screenings wurden häufig trivialisiert. Auch die Darstellung der Risiken in absoluten Zahlen oder auch falsch positiven Ergebnissen wurde lediglich in einer Broschüre realisiert. Insgesamt erfüllte keine der Broschüren alle Kriterien [38].

Zusammenfassend lässt sich bei dem Vergleich der Literatur mit der vorliegenden Untersuchung trotz unterschiedlicher Methodik und eines jeweils anderen Bewertungsinstrumentes ohne Bildung einer Gesamtbewertung feststellen, dass diese qualitativen Messwerte auch bei den in dieser Studie untersuchten Broschüren ähnliche Defizite bei der Qualität aufweisen. Durch diese Ergebnisse lassen sich zwei Kernaussagen treffen. Zum einen zeigt sich, dass obwohl bei vielen Broschüren explizit auf die Anwendung von DISCERN-

oder Check-In-Kriterien hingewiesen wurde, eine absolute Übereinstimmung mit diesen Kriterien nicht erreicht wurde, somit eine reine interne Evaluation der Broschüren nicht ausreichend ist. Zum anderen wurde deutlich, dass die Kriterien von DISCERN oder Check-In allein nicht ausreichend sind, um eine sowohl inhaltlich, als auch formal angemessene Patienteninformation zu erstellen.

V.3 Reliabilität der Bewertungskriterien

Bei der internen Konsistenz des vorliegenden Kriterienkataloges konnte bei den drei Prüfern insgesamt ein Cronbachs Alpha-Wert von >0,9 erreicht werden. Somit besteht eine exzellente interne Konsistenz für den angewendeten Fragenkatalog. Bei einem Vergleich mit Reliabilitätstestungen anderer Fragebögen zeigt sich, dass eine deutlich bessere interne Konsistenz im Vergleich zur internationalen Literatur vorliegt.
So zeigten Charnock et al., dass für das DISCERN-Instrument nur eine ausreichende interne Konsistenz (Cohens Kappa = 0,40 bis 0,53) bestand [48]. In einer darauf folgenden Untersuchung konnten Rees und Kollegen hingegen eine beachtliche Reliabilität (Cohens Kappa = 0,65) bestimmen [49]. In einer anderen Untersuchung des „Suitability and Comprehensibility Assessment of Materials" (SAM + CAM) Tools, durchgeführt von Smith et al., zeigte sich bei 10 Items eine gute interne Konsistenz (Krippendorfs Alpha >0,8). Bei 5 Items ergaben sich jedoch Werte zwischen 0,67-0,80 und demnach mit Vorsicht zu interpretieren und schließlich bei 2 Items keine Reliabilität (<0,66) [39].
Allerdings wurde bei den drei aufgeführten Studien nicht Cronbachs Alpha, sondern entweder Cohens Kappa oder Krippendorfs Alpha berechnet, so dass ein direkter Vergleich nicht möglich ist, wenngleich sowohl das DISCERN-, als auch das SAM + CAM –Instrument im Vergleich mit den Reliabilitätsdaten dieser Arbeit deutlich schlechter abschnitten. Da bei der vorliegenden Untersuchung zudem mehr als zwei Untersucher die Patientenbroschüren bewerteten, wurde Cronbachs Alpha als der gebräuchlichere Test angewendet [50].
Ein direkter Vergleich mit anderen Reliabilitätsdaten, die mit Cronbachs Alpha erhoben wurden, kann mit der Studie von Elwyn und Kollegen erfolgen

[51]. Hierbei wurde der umfangreiche Fragebogen der International Patient Decision Aid Standards Collaboration (IPDAS) auf Reliabilität untersucht. Hierbei zeigte sich bei 8 Untersuchern an 30 verschiedenen Informationsbroschüren eine gute Übereinstimmung (Cronbachs Alpha 0,80) für den umfangreichen Fragebogen und ebenfalls eine gute Übereinstimmung für die Kurzversion (Cronbachs Alpha 0,87) [51].

Bei der Berechnung von Cronbachs Alpha muss in diesem Zusammenhang kritisch eine methodische Limitation bedacht werden. So ist die Höhe von Cronbachs Alpha in starkem Maße von der Itemanzahl des Tests abhängig. Anders ausgedrückt: Je mehr Fragen der Test besitzt, desto höhere Werte werden unabhängig von der Reliabilität des Fragebogens erreicht [52]. Somit könnten die hohen Werte des IPDAS-Fragenkataloges [51] schlicht der hohen Itemanzahl (insgesamt 47) und nicht unbedingt einer guten internen Reliabilität geschuldet sein. In Einklang mit den Daten dieser Studie gebracht, bei der insgesamt 16 Items überprüft wurden, würde Cronbachs Alpha ohne interne Konsistenz ca. 0,63 betragen. Durch den hohen Wert von >0,9 lässt sich somit eher eine exzellente interne Konsistenz, als ein methodisch bedingter Wert belegen. Einziger methodischer Kritikpunkt an dieser Stelle ist, dass die von Kline geforderte notwendige Stichprobengröße ($n \geq 100$) zur Minimierung des Standardfehler nicht erreicht wurde [53].

V.4 Limitationen

Zu Beginn einer kritischen Betrachtung nach Erstellung eines neuen Bewertungsinstrumentes stellt sich immer die Frage, ob überhaupt ein Bedarf besteht. Denn aufgrund der steigenden Anzahl von Patienteninformationen und –entscheidungshilfen wurde 2003 die IPDAS (International Patient Decision Aid Standards Collaboration) gegründet [54]. Die Mitglieder stammen aus Amerika, Australien, Deutschland, England, Frankreich, Kanada und den Niederlanden. Im Zuge eines zweistufigen Delphi-Prozesses wurde schließlich 2006 ein Kriterienkatalog zusammengestellt. Aus diesem Katalog wurde anschließend ein Bewertungsinstrument entwickelt, das sowohl als umfangreiche und auch als Kurzversionen zur Verfügung steht [54,55]. Besagter Fragenkatalog prüft in 10 Kategorien mit Hilfe von 47 Items die Qualität einer Gesundheitsinformation. Die Kurzversion enthält 19 Items [51]:

- Information (detailreiche Darstellung der Information damit eine spezifische Entscheidung gefällt werden kann)
- Wahrscheinlichkeiten (Darstellung von Outcome-Wahrscheinlichkeiten)
- Zahlenwerte (Klarstellung und Darstellung)
- Entscheidungsfindung (Anleitung zur Beratung und Kommunikation)
- Entwicklung (Entwicklung mittels systematischen Entwicklungsprozess)
- Evidenz-basiert
- Transparenz (Autor, Finanzierung)
- Leichte Sprache
- Evaluation
- Test (Darstellung von Wahrscheinlichkeiten, Vorhersagewerten)

Bei der Erstellung einer spanischen Patienteninformation für das frühe Prostatakarzinom anhand dieser Kriterien und konsekutiv einem hohen Übereinstimmungsgrad (81,5%) bei der Bewertung durch das IPDAS-Instrument, konnte bei den befragten Patienten eine hohe Zufriedenheit im Rahmen einer Pilotstudie durchgeführt von Chabrera und Kollegen dokumentiert werden [56].

Grundsätzlich ist eine internationale Harmonisierung von Kriterien und Messmethoden zur Qualitätsbeurteilung von Gesundheitsinformationen ein positiver Grundansatz. Da aber international der politische Druck, einen Goldstandard bei der Bewertung von Gesundheitsinformationen zu etablieren, wächst, könnte weitere (notwendige) theoretische und empirische Arbeit vorzeitig überflüssig werden. Konsekutiv wären die IPDAS-Kriterien die einzigen, die eine Gesundheitsinformation zertifizieren und andere wiederum als nicht geeignet klassifizieren könnten, wodurch diesen Kriterien eine bevorzugte Stellung mit entsprechender Priorität zugestanden werden würde. In diesem Zusammenhang konnte in einem systematischen Review durch McDonald, Charles und Gafni dargelegt werden, dass es empirische Nachweise für die Inklusion einiger Kriterien des IPDAS-Kriterienkataloges fehlen [57]. Somit kann der durchaus umfangreiche und evaluierte Fragenkatalog der IPDAS derzeit nicht als Goldstandard gelten. Es ist insgesamt also fraglich, ob ein Kriterienkatalog allein allen Ansprüchen zur Beurteilung von Gesundheitsinformationen gerecht werden kann oder ob nicht vielmehr ein wie von Charles und Kollegen gefordertes auf lokale Gegebenheiten adjustiertes Instrument den aktuellen klinischen und kulturellen Anforderungen angemessener ist [58]. Somit kann an dieser Stelle die Notwendigkeit eines universal einsetzbaren Bewertungsinstrumentes klar formuliert werden.

Als nächste methodische Überlegung muss das zusammengestellte Instrument betrachtet werden. Denn es muss kritisch hinterfragt werden, ob die Anforderungskriterien der vier Instrumente aus denen der Anforderungskatalog dieser Studie zusammengestellt wurde, wenngleich häufig genutzt, überhaupt einen Nachweis einer Einsatzeignung über eine Validierung erfahren haben.

Das DISCERN-Instrument wurde initial durch ein Expertenpanel evaluiert (15 Ärzte aus dem klinischen oder ambulanten Setting, sowie 15 Anbietern von Informationen und 13 Mitglieder von Selbsthilfegruppen) [48]. Die Zuverlässigkeit des Instruments wurde anhand von 19 Broschüren zu den Themen Myokardinfarkt, Endometriose und dem chronischen Fatigue Syndrom geprüft. Es zeigte sich eine große Variabilität der Übereinstimmung zwischen den teilnehmenden Gruppen. Die moderaten Übereinstimmungen unter den Heilberuflern (Cohens Kappa = 0,53) bzw. Herstellern von Gesundheitsinformationen (Cohens Kappa = 0,40) spricht für eine grundsätzliche Eignung des DISCERN-Instruments zur Bewertung von Gesundheitsbroschüren. Der niedrige Wert der Übereinstimmung innerhalb der Selbsthilfegruppen (Cohens Kappa = 0,23) wurde von Charnock und Kollegen mit dem Laienstatus bzw. der fehlenden Erfahrung bei der Beurteilung von Gesundheitsinformationen begründet [48]. Eine Evaluation am Beispiel einer Tumorerkrankung erfolgte 2001 durch Rees und Kollegen [49]. Anhand von 31 Broschüren zum Thema Prostatakrebs wurde durch zwei Beschäftigte aus dem Gesundheitswesen insgesamt eine beachtliche Übereinstimmung erreicht (Cohens Kappa = 0,65), wodurch laut Autoren eine Eignung des Instrumentes zur Beurteilung der Qualität von Gesundheitsinformationen gegeben sei [49]. Insgesamt scheint das DISCERN-Instrument eher für Heilberufler und weniger für Laien für die Beurteilung von Gesundheitsinformationen geeignet zu sein. Demnach ist ein hoher Grad an Übereinstimmung bei den Prüfern dieser Arbeit anzunehmen, da die Evaluation durch drei unabhängige Experten auf dem Gebiet der Herstellung von Patienteninformationen durchgeführt wurde. Da das DISCERN-Instrument zudem unabhängig von einer Erkrankung konzipiert wurde und somit eine Funktionalität sowohl für Informationen über benigne oder maligne Erkrankungen besteht, sind die Kriterien des Instruments durchaus bei verschiedenen Tumorentitäten, wie in der vorliegenden Arbeit überprüft, geeignet. Allerdings muss kritisch angemerkt werden, dass das Instrument nicht zur Beurteilung von diagnostischen oder prognostischen Informationen, sondern vielmehr zur Beurteilung von therapeutischen Informationen geeignet scheint. Außerdem werden Aspekte der Finanzierung entsprechender Broschüren und auch nicht alle Kriterien einer evidenzbasierten Patienteninformation beurteilt [9,29].

Das Check-In-Instrument wurde bislang nicht validiert und beurteilt keine inhaltlichen Kriterien [6]. Auch findet keine Bewertung etwaiger weiterer Informationsquellen oder Beratungsstellen statt. Auch Aspekte der Informationsdarstellung werden mit diesem Instrument nicht überprüft. Allerdings werden die Patienten in den Erstellungsprozess einbezogen, da schließlich vier Laien und ein Experte die abschließende Beurteilung vornehmen sollen [25].

Das HONCode Siegel ist das älteste Gütesiegel für medizinische Informationen im Internet [8]. Aktuell sind über 7000 Internetseiten aus 102 Ländern nach diesen Qualitätsvorgaben zertifiziert. Die Aspekte des Verhaltenskodex beschäftigen sich hauptsächlich mit der transparenten Darstellung von Gesundheitsinformationen. Inhaltliche Kriterien werden zwar verlangt („medizinsche Experten als Autoren und ausgewogene wissenschaftliche Quellen"), aber nicht näher definiert [8]. Nach wie vor besteht Uneinigkeit wie gut das HONCode-Siegel geeignet ist, zwischen qualitativ hochwertigen und weniger hochwertigen Seiten zu unterscheiden, da sich mitunter auch inhaltlich falsche Informationen auf zertifizierten Seiten finden lassen [59,60].

Durch das afgis-Logo wird insbesondere die transparente Darstellung von Gesundheitsinformationen überprüft. Eine zusätzliche Überprüfung von Inhalten ist hingegen nicht vorgesehen. Der Informationssuchende wird durch eine geforderte Rückmeldefunktion in den Bewertungsprozess einbezogen [7].

An dieser Stelle wird durch bei der detaillierten Betrachtung der einzelnen Instrumente schnell deutlich, dass jedes Instrument für sich genommen in ein-

zelnen Teilbereichen Defizite bei der Überprüfung einer evidenzbasierten Information aufweist [29].
Durch die Zusammenführung der vier Instrumente war es möglich, dass Defizite der einzelnen Instrumente durch die Kriterien eines anderen Instruments in gewisser Weise ausgeglichen wurden. Darüber hinaus erfolgte der Abgleich mit den Anforderungen an eine evidenzbasierte Patienteninformation [9]. Zudem ist der hier schließlich verwendete Fragenkatalog, auch wenn als erster Schritt die interne Konsistenz durch die Bestimmung von Cronbachs Alpha vorgenommen wurde, nicht weiter evaluiert worden. Lediglich eine exakte Überprüfung des Lesegrades war kein fester Bestandteil des Anforderungskataloges dieser Studie. Es muss außerdem gefragt werden, ob es überhaupt möglich ist, die Genauigkeit einer Information exakt zu erfassen (Item 8: „Sind die Informationen vollständig?“). Denn auch wenn die Bewertung der Gesundheitsinformationen durch Experten bei der Erstellung von Informationen durchgeführt wurde, so bedeutet dies nicht auch zwangsläufig, dass jedem Prüfer alle Aspekte der jeweiligen Erkrankung in einer entsprechenden Detailtiefe bekannt sind. Um die Vollständigkeit einer Information exemplarisch zu messen, wurde von Walling et al. ein spezifischer Fragenkatalog über das Prostatakarzinom erstellt [43]. Um die Vollständigkeit zu Überprüfen musste zunächst eine umfassende Recherche der verfügbaren Literatur stattfinden, um in Kategorien (von der Definition über Behandlungsmethoden bis hin zum Rezidivfall) verschiedene Begriffe zu erfassen, die bei Überprüfung vorkommen mussten. Danach musste in einem Reviewverfahren die Vollständigkeit der Unterkategorien definiert werden [43]. Ein anderer spezifischer Fragenkatalog wurde von Dreier und Kollegen für Screeningmaßnahmen des kolorektalen Karzinoms entwickelt [61]. Hierbei erfolgten nach systematischer Literatursuche die Extraktion und nachfolgend die Gruppierung einzelner Kriterien. Entsprechende Inhalte wurden mit Hilfe der systematischen Suche und aus S3-Leitlinien extrahiert. Nachfolgend erfolgte ein zweistufiges Reviewverfahren mit Experten auf diesem Gebiet. Schließlich wurden 230 Items in 4 Kategorien zusammengestellt (Inhalt, formale Kriterien, Präsentation, Verständlichkeit, Neutralität und Balance) [61]. Die Entwicklung eines spezifischen Fragenkataloges erlaubt die Vollständigkeit einer Information und auch weitere qualitative Dimensionen umfassend zu überprüfen. Einige Autoren empfehlen darüber hinaus spezifische Evalua-

tionsbögen bei Patienten und deren Familien anzuwenden, da somit eine noch genauere Rückmeldung möglich ist, wodurch potentiell eine Gesundheitsinformation besser an die Bedürfnisse des Zielpublikums angepasst werden kann [62]. Die Erstellung eines spezifischen Fragebogens oder auch Evaluationsbogens für Patienten ist aber mit einem hohen zeitlichen und damit finanziellen Aufwand bei der Erstellung verbunden. Darüber hinaus müssen für Patientenevaluationsbögen die Gesundheitskompetenz der Adressaten mitberücksichtigt bzw. vorher bewertet werden. Da im Resultat ein spezifisches Instrument entsteht, ist die breite Anwendung nicht möglich und somit für die Praxis nur bedingt praktikabel, da theoretisch für jedes Fachthema bzw. jede Erkrankung eigene Bewertungsinstrumente erstellt werden müssten, was in der Konsequenz eine unüberschaubare Anzahl von Bewertungsinstrumenten zu Folge hätte. Sinnvoller sind daher Instrumente, die eine breite Anwendung erlauben, um somit nicht nur Gesundheitsthemen aus verschiedenen medizinischen Bereichen, sondern auch verschiedene Formate (Print, Interaktiv, Video, etc.) zu evaluieren.
Weitere Limitationen finden sich bei der Durchführung der Untersuchung. Bereits bei der Auswahl der Patientenbroschüren kann es möglich sein, dass trotz sorgfältiger Durchsicht der Internetseiten nicht alle verfügbaren Broschüren heruntergeladen und ausgewertet wurden, da Broschüren eventuell übersehen wurden. Es bestand außerdem die methodische Einschränkung, dass die Broschüren frei im Internet verfügbar sein mussten. Somit wurden Broschüren, die z.B. kostenlos auf postalischem Weg an Betroffene oder Interessenten gesandt werden, nicht berücksichtigt.
Des Weiteren ist eine unbewusste Verzerrung der Ergebnisse durch Kenntnis des Herausgebers möglich. Denn eine Verblindung bei der Auswertung der Broschüren konnte schon allein durch die Auswertungskriterien 13 („Ist ersichtlich von wem die Informationen stammen?“) und 16 („Gibt es Angaben zur Finanzierung der Publikation?“) nicht gewährleistet werden.
Aufgrund der geringen Stichprobengröße konnte außerdem weder bei der Betrachtung nach der Herkunft der Broschüren, noch bei der tumorspezifischen Betrachtung analytische Statistik angewendet werden. Die Kernaussage dieser Studie wird dadurch jedoch nicht beeinflusst.
Eine weitere Limitation ist die fehlende Gewichtung der einzelnen Items bzw. Unterkategorien und damit ein Algorithmus zur Gesamtbeurteilung. Auch

wenn zur Vereinfachung eine Gesamtbewertung von Broschüren verlockend sein mag, so sollte in der vorliegenden Studie keine willkürliche Einteilung bzw. Gewichtung der Kategorien oder Items vorgenommen werden. Aus diesem Grund kann in der vorliegenden Arbeit lediglich eine Beurteilung der einzelnen Items bzw. Kategorien erfolgen und keine Gesamtbewertung vorgenommen werden.

VI. Schlussfolgerungen und Ausblick

Die Sicherung der Qualität von Gesundheitsinformationen kann nicht allein durch interne Mechanismen bei der Entwicklung und Erstellung gewährleistet werden. Nur eine externe Evaluation kann objektiv der Erfüllung von Qualitätsstandards messen und sollte nicht fakultativ im Zuge der Selbstverwaltung, sondern als obligater Bestandteil im Rahmen der Veröffentlichung von Gesundheitsinformationen angesehen und dementsprechend gesundheitspolitisch umgesetzt werden.

Hierzu ist ein weitgehend objektives Prüfverfahren notwendig, welches für jede Gesundheitsinformation, unabhängig von der Fachdisziplin (Onkologie, Kardiologie, Physiotherapie etc.), des gewählten Mediums (Print, Web, interaktiv, Video etc.) oder auch Umfanges der Information (mehrseitige Broschüre, Faltblatt etc.), anwendbar ist.

Der in dieser Studie angewendete Anforderungskatalog deckt nicht nur alle international geforderten inhaltlichen und formalen Kriterien ab, sondern ist auch für eine breite Anwendung geeignet. Damit dieser Katalog ein Element eines Prüfverfahrens werden kann, sind jedoch weitere Evaluationsschritte notwendig. Dadurch würde nicht nur die Anwendbarkeit belegt, sondern auch die Akzeptanz bei den Experten auf diesem Gebiet gefördert werden. Darüber hinaus wird es notwendig sein, dass ein Algorithmus der Gesamtbewertung einer Broschüre entwickelt wird. Die Gewichtung von einzelnen Items oder Kategorien könnte in Abstimmung mit Experten auf dem Gebiet der Patienteninformationen und Risikokommunikation, aber auch mit medizinischen Laien beispielsweise durch ein Delphi-Verfahren angestrebt werden. Die so gewonnenen Erkenntnisse können bereits im Entstehungsprozess von Gesundheitsbroschüren angewendet werden. So ist sowohl durch Veröffentlichung der Kriterien, aber auch die Entwicklung eines Leitfadens eine Orientierung für die Produzenten bzw. Anbieter von Informationen möglich. Darüber hinaus könnten Experten für die Qualitätsbewertung sowohl als externe Berater oder mit Hilfe von Seminaren die Entstehung von Gesundheitsinformationen begleiten.

Eine qualitativ hochwertige Information muss aber nicht nur die bestverfügbare externe Evidenz beinhalten, sondern zusätzlich gut lesbar bzw. verständ-

lich sein und den Patientenpräferenzen Rechnung tragen [3]. Da sich in der Literatur zeigt, dass die meisten Informationen ein zu hohes Leseverständnis erfordern und somit eine Gesundheitsinformation, die allen Kriterien einer evidenzbasierten Information entspricht, schlicht aufgrund des schwierigen Verständnisses für den Laien ungeeignet sein kann, reicht die objektive Bewertung der Kriterien für eine qualitativ hochwertige Information nicht aus. Ein weiteres Element des Prüfverfahrens muss deshalb eine Lesbarkeits- bzw. Verständnisprüfung sein. Hierbei bieten sich im ersten Schritt Computerprogramme an, mit denen die Anzahl der Sätze, Wörter, Silben und Buchstaben eines Textes berechnet und mit Hilfe einer Formel ein Leseniveau kalkuliert werden kann. Ein Beispiel hierfür ist der „Text Readability Consensus Calculator", der frei verfügbar für den amerikanischen Raum eine Berechnung der sieben gebräuchlichsten Lesbarkeitsformeln gleichzeitig erlaubt [63] und lediglich an deutsche Verhältnisse adaptiert werden müsste. Zusätzlich muss in diesem Zusammenhang ein Konsens über akzeptable Verständnisniveaus für deutsche Gesundheitsinformationen generell und auch spezifisch für einige Krankheiten oder Beeinträchtigungen gefunden werden. Darüber hinaus ist zur adäquaten Überprüfung von Lesbarkeit und Effektivität von Gesundheitsinformationen eine Evaluation durch Laien oder auch Patienten bzw. Fokusgruppen notwendig. Eine derartige Lesbarkeitsprüfung könnte analog den Bestimmung in der Arzneimittelzulassung durchgeführt werden. Hierbei wird durch das BfArM der Gemeinschaftskodex des Europäischen Parlaments und des Rates (Richtlinie 2001/83/EG) dahingehend umgesetzt, dass die EU-Empfehlungen zur Überprüfung der Verständlichkeit von Packungsbeilagen befolgt werden (§ 22 Absatz 7 Satz 2 AMG) [64]. Da es hierbei schon die strukturellen Voraussetzungen gibt, wäre eine Adaption für Lesbarkeitstests von Gesundheitsinformationen leicht realisierbar.
Insgesamt könnte ein multimodales Prüfverfahren im Zuge einer obligaten externen Evaluation zur Verbesserung der Qualität von Gesundheitsinformationen beitragen. Hierzu müssen zunächst die gesundheitspolitischen Gegebenheiten geschaffen werden. Danach müssen die vorhandenen Bewertungskriterien weiter evaluiert und vorhandene Strukturen an die spezifischen Gegebenheiten von Gesundheitsinformationen adaptiert werden.

Literaturverzeichnis

1 Bundesministerium für Gesundheit. Nationaler Krebsplan - Handlungsfelder, Ziele und Umsetzungsempfehlungen. Berlin: Druckerei im Bundesministerium für Arbeit und Soziales; 2012.

2 Sachverständigenrat für die Konzertierte Aktion im Gesundheitswesen. Finanzierung, Nutzerorientierung und Qualität. Gutachten. Bonn: Deutscher Bundestag – 15. Wahlperiode; 2003. Drucksache 15/530.

3 Hoefert HW, Klotter C. Wandel der Patientenrolle: Neue Interaktionsformen im Gesundheitswesen. Hogrefe Verlag; 2011.

4 Böcken J. Gesundheitsmonitor 2004: die ambulante Versorgung aus Sicht von Bevölkerung und Ärzteschaft. Gütersloh: Bertelsmann Stiftung; 2004.

5 DISCERN. DISCERN-Online - Qualitätskriterien für Patienteninformationen - Das DISCERN-Instrument. [Internet]. [cited 2015 April 16]. Available from: http://www.discern.de/instrument.htm.

6 Sänger S. Einbeziehung von Patienten/Verbrauchern in den Prozess des Qualitätsmanagements im Gesundheitswesen am Beispiel der Qualitätsförderung medizinischer Laieninformationen im Internet. Doktorarbeit. Bielefeld: Fakultät für Gesundheitswissenschaften School of Public Health der Universität Bielefeld; 2004.

7 afgis. Aktionsforum Gesundheitsinformationssystem (afgis) e.V.. [Internet]. [cited 2015 April 16]. Available from: https://www.afgis.de/.

8 HONCode. Health On the Net Foundation. [Internet]. [cited 2015 April 16]. Available from: http://www.hon.ch/home1_de.html.

9 Steckelberg A, Berger B, Köpke S, Heesen C, Mühlhauser I. Kriterien für evidenzbasierte Patienteninformationen. Z. ärztl. Fortbild. Qual. Gesundh.wes. 2005;99:343–351.

10 Robert Koch-Institut und die Gesellschaft der epidemiologischen Krebsregister in Deutschland e.V. Krebs in Deutschland 2009/2010. 9th ed. Berlin 2013.

11 Berkman ND, Sheridan SL, Donahue KE, Halpern DJ, Crotty K. Low health literacy and health outcomes: an updated systematic review. Ann. Intern. Med. 2011;155(2):97-107. doi:10.7326/0003-4819-155-2-201107190-00005.

12 Dirmaier J, Härter M. Partizipative Entscheidungsfindung: Patientenbeteiligung bei Behandlungsentscheidungen in der medizinischen Versorgung. BARMER GEK Gesundheitswesen aktuell. 2012:212-235.

13 Coulter A, Ellins J. Effectiveness of strategies for informing, educating, and involving patients. BMJ. 2007;335(7609):24-27. doi:10.1136/bmj.39246.581169.80.

14 Spremann K, Bamberg G. Agency Theory, Information and Incentives. Heidelberg: Springer-Verlag Berlin; 1987.

15 Arrow KJ. The economics of agency. In:. Principals and agents: The structure of business. Cambridge, MA: Harvard Business School Press.; 1985. p. 37-51.

16 Ong LM, Haes JC, Hoos AM, Lammes FB. Doctor-patient communication: a review of the literature. Soc Sci Med. 1995;40(7):903-918.

17 Powell DA, Leiss W. Mad Cows and Mother‘s Milk: The Perils of Poor Risk Communication. McGill-Queen‘s Press - MQUP; 1997.

18 Salz T, Richman AR, Brewer NT. Meta-analyses of the effect of false-positive mammograms on generic and specific psychosocial outcomes. Psycho-Oncology. 2010;19(10):1026-1034. doi:10.1002/pon.1676.

19 Gigerenzer G, Mata J, Frank R. Public Knowledge of Benefits of Breast and Prostate Cancer Screening in Europe. J Natl Cancer Inst. 2009;101(17):1216-1220. doi:10.1093/jnci/djp237.

20 Wegwarth O. [Cancer screening and risk communication]. Ther Umsch. 2013;70(4):245-250. doi:10.1024/0040-5930/a000396.

21 Elwyn G, Edwards A, Gwyn R, Grol R. Towards a feasible model for shared decision making: focus group study with general practice registrars. BMJ. 1999;319(7212):753-756.

22 Gigerenzer G. Breast cancer screening pamphlets mislead women. BMJ. 2014;348:g2636. doi:10.1136/bmj.g2636.

23 Böcken J, Braun B, Schnee M. Gesundheitsmonitor 2002: die ambulante Versorgung aus Sicht von Bevölkerung und Ärzteschaft. Gütersloh: Bertelsmann Stiftung; 2002.

24 Böcken J, Braun B, Landmann J. Gesundheitsmonitor 2010 - Bürgerorientierung im Gesundheitswesen. Gütersloh: Bertelsmann Stiftung; 2010.

25 Sänger S, Lang B, Thomeczek C, Dierks ML. Ärztliches Zentrum für Qualität in der Medizin (ÄZQ). Manual Patienteninformation – Empfehlungen zur Erstellung evidenzbasierter Patienteninformationen. äzq Schriftenreihe. 2006;25.

26 Klemperer D, Lang B, Koch K, Bastian H, Brunsmann F, Burkhardt M, Dierks ML, Ehrmann U, Günther J, Härter M, et al. Gute Praxis Gesundheitsinformation. Z. Evid. Fortbild. Qual. Gesundh. wesen. 2010;104:66-68. doi:10.1016/j.zefq.2009.12.018.

27 Dierks ML, Lerch M, Mieth I, Schwarz G, Schwartz FW. Wie können Patienten gute von schlechten Informationen unterscheiden? Urologe [B]. 2002;42(1):30-34.

28 Charnock D, Oxford Uo, Library B. The DISCERN handbook: quality criteria for consumer health information on treatment choices. Abingdon: Radcliffe Medical Press Ltd; 1998.

29 Köpke S, Berger B, Steckelberg A, Meyer G. In Deutschland gebräuchliche Bewertungsinstrumente für Patienteninformationen–eine kritische Analyse. Z ärztl Fortbild Qual Gesundh wes. 2005;99:353-357.

30 Stiftung Deutsche Krebshilfe. Deutsche Krebshilfe. [Internet]. 2015 [cited 2015 Februar 15]. Available from: http://www.krebshilfe.de/nc/startseite.html.

31 GKV-Spitzenverband. Krankenkassenliste. [Internet]. [cited 2015 Februar 14]. Available from: http://www.gkv-spitzenverband.de/service/versicherten_service/krankenkassenliste/krankenkassen.jsp.

32 Pharmaceutical Executive. Top 50 Pharmaunternehmen weltweit nach Umsatz und Ausgaben für Forschung und Entwicklung im Jahr 2013 (in Milliarden US-Dollar). [Internet]. [cited 2015 April 16]. Available from: http://de.statista.com/statistik/daten/studie/304720/umfrage/top-50-pharmaunternehmen-umsatz-und-forschungsausgaben/.

33 Nunnally JC, Bernstein IH. Psychometric Theory. 3rd ed. New York: McGraw-Hill; January 1, 1994.

34 Cooley ME, Moriarty H, Berger MS, Selm-Orr D, Coyle B, Short T. Patient literacy and the readability of written cancer educational materials. Oncol Nurs Forum. 1995;22(9):1345-1351.

35 Beaver K, Luker K. Readability of patient information booklets for women with breast cancer. Patient Educ Couns. 1997;31(2):95-102. doi:10.1016/S0738-3991(96)00988-3.

36 Weintraub D, Maliski SL, Fink A, Choe S, Litwin MS. Suitability of prostate cancer education materials: applying a standardized assessment tool to currently available materials. Patient Educ Couns. 2004;55(2):275-

280. doi:10.1016/j.pec.2003.10.003.

37 Nicholls S, Hankins M, Hooley C, Smith H. A survey of the quality and accuracy of information leaflets about skin cancer and sun-protective behaviour available from UK general practices and community pharmacies. J Eur Acad Dermatol Venereol. 2009;23(5):566-569. doi:10.1111/j.1468-3083.2008.03017.x.

38 Rásky é, Groth S. Evidence-Based Information on Mammography Screening in Austria - Reality or More Pie in the Sky? Gesundheitswesen. 2013;75(3):e18-e22. doi:10.1055/s-0032-1321751.

39 Smith F, Carlsson E, Kokkinakis D, Forsberg M, Kodeda K, Sawatzky R, Friberg F, Öhlén J. Readability, suitability and comprehensibility in patient education materials for Swedish patients with colorectal cancer undergoing elective surgery: A mixed method design. Patient Educ Couns. 2014;94(2):202-209. doi:10.1016/j.pec.2013.10.009.

40 Butow P, Brindle E, McConnell D, Boakes R, Tattersall M. Information booklets about cancer: factors influencing patient satisfaction and utilisation. Patient Educ Couns. 1998;33(2):129-141.

41 Singh J. Reading Grade Level and Readability of Printed Cancer Education Materials. Oncol Nurs Forum. 2003;30(5):867-870.

42 Friedman DB, Hoffman-Goetz L. A Systematic Review of Readability and Comprehension Instruments Used for Print and Web-Based Cancer Information. Health Educ Behav. 2006;33(3):352-373. doi:10.1177/1090198105277329.

43 Walling AM, Maliski S, Bogorad A, Litwin MS. Assessment of content completeness and accuracy of prostate cancer patient education materials. J Clin Oncol. 2004;54(3):337-343. doi:10.1200/JCO.2007.15.9509.

44 Rees CE, Ford JE, Sheard CE. Patient information leaflets for prostate cancer: which leaflets should healthcare professionals recommend? Patient Educ Couns. 2003;49(3):263-272. doi:10.1016/S0738-

3991(02)00188-X.

45 Ryan L, Logsdon MC, McGill S, Stikes R, Senior B, Helinger B, Small B, Davis DW. Evaluation of Printed Health Education Materials for Use by Low-Education Families. J Nurs Scholarsh. 2014;46(4):218-228. doi:10.1111/jnu.12076.

46 Zapka JG, Geller BM, Bulliard JL, Fracheboud J, Sancho-Garnier H, Ballard-Barbash R. Print information to inform decisions about mammography screening participation in 16 countries with population-based programs. Patient Educ Couns. 2006;63(1–2):126-137. doi:10.1016/j.pec.2005.09.012.

47 Gummersbach E, Piccoliori G, Zerbe CO, Altiner A, Othman C, Rose C, Abholz HH. Are women getting relevant information about mammography screening for an informed consent: a critical appraisal of information brochures used for screening invitation in Germany, Italy, Spain and France. Eur J Public Health. 2010;20(4):409-414. doi:10.1093/eurpub/ckp174.

48 Charnock D, Shepperd S, Needham G, Gann R. DISCERN: an instrument for judging the quality of written consumer health information on treatment choices. J Epidemiol Community Health. 1999;53(2):105-111.

49 Rees CE, Ford JE, Sheard CE. Evaluating the reliability of DISCERN: a tool for assessing the quality of written patient information on treatment choices. Patient Educ Couns. 2002;47(3):273-275. doi:10.1016/S0738-3991(01)00225-7.

50 Albers S, Klapper D, Konradt U, Walter A, Wolf J. Methodik der empirischen Forschung. In: Gabler, editor. Himme 2007 – Gütekriterien der Messung. Wiesbaden: Betriebswirtschaftlicher Verlag Dr. Th. Gabler | GWV Fachverlage GmbH; 2007. p. 375-390.

51 Elwyn G, O'Connor AM, Bennett C, Newcombe RG, Politi M, Durand

MA, Drake E, Joseph-Williams N, Khangura S, Saarimaki A, et al. Assessing the Quality of Decision Support Technologies Using the International Patient Decision Aid Standards instrument (IPDASi). PLoS One. 2009;4(3):e4705. doi:10.1371/journal.pone.0004705.

52 Bortz J, Döring N. Forschungsmethoden und Evaluation für Human- und Sozialwissenschaftler: Limitierte Sonderausgabe: Fur Human- Und Sozialwissenschaftler. 4th ed. Heidelberg: Springer; 2006.

53 Kline P. Handbook of Psychological Testing. 2nd ed. London; New York: Routledge; 1999.

54 International Patient Decision Aids Standards (IPDAS) Collaboration. [Internet]. [cited 2015 Mai 7]. Available from: http://ipdas.ohri.ca/index.html.

55 Elwyn G, O'Connor A, Stacey D, Volk R, Edwards A, Coulter A, Thomson R, Barratt A, Barry M, Bernstein S, et al. Developing a quality criteria framework for patient decision aids: online international Delphi consensus process. BMJ. 2006;333(7565):417. doi:10.1136/bmj.38926.629329.AE.

56 Chabrera CM, Font A, Caro M, Areal J, Zabalegui A. Developing a Decision Aid to Support Informed Choices for Newly Diagnosed Patients With Localized Prostate Cancer. Cancer Nurs. 2015;38(1):E55-E60. doi:10.1097/NCC.0000000000000140.

57 McDonald H, Charles C, Gafni A. Assessing the conceptual clarity and evidence base of quality criteria/standards developed for evaluating decision aids: Assessing quality criteria for evaluating decision aids. Health Expect. 2014;17(2):232-243. doi:10.1111/j.1369-7625.2011.00740.x.

58 Charles C, Gafni A, Freeman E. Implementing shared treatment decision making and treatment decision aids: a cautionary tale. Psicooncologia. 2010;7(2):243-255.

59 Meric F, Bernstam EV, Mirza NQ, Hunt KK, Ames FC, Ross MI, Kuerer HM, Pollock RE, Musen MA, Singletary SE. Breast cancer on the world wide web: cross sectional survey of quality of information and popularity of websites. BMJ. 2002;324(7337):577-581.

60 Fahy E, Hardikar R, Fox A, Mackay S. Quality of patient health information on the Internet: reviewing a complex and evolving landscape. Australas Med J. 2014;7(1):24-28. doi:10.4066/AMJ.2014.1900.

61 Dreier M, Borutta B, Seidel G, Kreusel I, Töppich J, Bitzer EM, Dierks ML, Walter U. Development of a comprehensive list of criteria for evaluating consumer education materials on colorectal cancer screening. BMC Public Health. 2013;13:843. doi:10.1186/1471-2458-13-843.

62 Feldman-Stewart D, Brennenstuhl S, Brundage MD. A purpose-based evaluation of information for patients: an approach to measuring effectiveness. Patient Educ Couns. 2007;65(3):311-319. doi:10.1016/j.pec.2006.08.012.

63 My Byline Media. ReadabilityFormulas.com. [Internet]. [cited 2015 Mai 28]. Available from: http://www.readabilityformulas.com/free-readability-formula-tests.php.

64 Bundesinstitut für Arzneimittel und Medizinprodukte. Bekanntmachung zu den Anforderungen von § 22 Absatz 7 Satz 2 AMG (Überprüfung der Verständlichkeit von Packungsbeilagen). [Internet]. [cited 2015 Mai 28]. Available from: http://www.bfarm.de/SharedDocs/Bekanntmachungen/DE/Arzneimittel/natVerf/bm-zul-20150414-packungsbeilagen_2015-pdf.pdf?__blob=publicationFile&v=3.

Tabellenverzeichnis

Anhang I – Tabellen

Tabelle 12: Kriterien für eine evidenzbasierte Patienteninformation [9].

<table>
<tr><th colspan="2">Was sollte eine evidenzbasierte Patienteninformation enthalten?</th></tr>
<tr><td rowspan="2">1</td><td>Anforderungen an Informationen:
<ul><li>Vor therapeutischen, diagnostischen und Screeningmaßnamen muss informiert werden über: Ziel der Maßnahme, Prognose bei Nichtintervention, Behandlungsoptionen (inkl. Nichtbehandlung): Objektive Daten bzgl. patientenorientierter Ergebnisse, Wahrscheinlichkeiten für Erfolg, Misserfolg und Nebenwirkungen der Maßnahme, Wahrscheinlichkeiten für falsch negative/falsch positive Ergebnisse, Medizinische, psychosoziale oder finanzielle Folgen, Planung des weiteren Vorgehens, Beratungs- und Unterstützungsangebote</li><li>Die Informationen müssen verständlich sein.</li><li>Interessenkonflikte (z.B. finanzieller Art) müssen offengelegt werden.</li><li>Für die Entscheidung muss ausreichend Zeit sein.</li><li>Die Möglichkeit, dass die Maßnahme abgelehnt wird, darf kein Grund sein, die Information vorzuenthalten</li></ul></td></tr>
<tr><td>Anforderungen an Metainformationen:
<ul><li>Verfasser</li><li>Sponsoren</li><li>Finanzielle Abhängigkeiten</li><li>Ziele der Publikation</li><li>Informationsquellen</li><li>Aktualität der Information</li><li>Hinweise auf Adressen für weitere</li><li>Informationsquellen</li><li>Hinweise auf Unterstützungsangebote/Selbsthilfegruppen</li></ul></td></tr>
<tr><td>2</td><td>Die Kommunikation der Qualität der wissenschaftlichen Beweislage orientiert sich an patientenrelevanten Endpunkten. Erwünschte und uner-</td></tr>
</table>

	wünschte Wirkungen werden gleichwertig kommuniziert
3	Das Fehlen von Evidenz bezüglich patientenrelevanter Endpunkte wird kommuniziert
Wie sollten die Inhalte dargestellt werden?	
4	Erkenntnisse über die Darstellung von Zahlen und Ergebnissen werden berücksichtigt
5	Keine alleinige sprachliche Darstellung von Risiken
6	Die Ergänzung durch angemessene grafische Darstellungen ist sinnvoll
7	Darstellung von Verlust und Gewinn nebeneinander
8	Berücksichtigung kultureller Besonderheiten
9	Berücksichtigung von Layout Aspekten
10	Verwendung von Partizipation unterstützender Sprache, die zudem der Zielgruppe angepasst wird
Wie sollte der Prozess der Informationserstellung gestaltet werden?	
11	Patienten werden in den Prozess der Informationserstellung einbezogen

Tabelle 13: Prinzipien HONCode [8].

Nummer	Inhalt	Erläuterung
1	Sachverständigkeit	Angabe der Qualifikationen der Verfasser
2	Komplementarität	Information zur Unterstützung- und nicht als Ersatz- der Arzt-Patient-Beziehung
3	Datenschutz	Einhalten des Datenschutzes und der Vertraulichkeit persönlicher Daten, die der Webseitenbesucher eingegeben hat
4	Zuordnung	Angabe der Quelle(n) der veröffentlichten Information sowie des Datums medizinischer und gesundheitsbezogener Seiten
5	Belegbarkeit	Die Seite muss Behauptungen bezüglich Nutzen und Effizienz untermauern
6	Transparenz	Zugängliche Darstellung, genauer E-Mail-Kontakt
7	Offenlegung der Finanzierung	Angabe der Finanzierungsquellen
8	Werbepolitik	Werbeinhalt wird klar von redaktionellem Inhalt unterschieden

Tabelle 14: Transparenzkriterien afgis-Logo [7].

Nummer	Transparenzkriterium	Erläuterung
1	Anbieter	afgis-Anbieter nennen Ross und Reiter: Es kennzeichnet afgis-Internetangebote, dass bestimmte Angaben sowohl über den Anbieter, also zum Beispiel ein Unternehmen, als auch über die für die Inhalte unmittelbar verantwortliche Person leicht aufzufinden sind.
2	Zweck und Zielgruppe(n) der angebotenen Information	afgis-Anbieter sagen Ihnen offen, was sie bezwecken. Es kennzeichnet afgis-Internetangebote, dass die Ziele und Absichten klar erkennbar sind.
3	Autoren und Informationsquellen	afgis-Anbieter sagen Ihnen, wer hinter den Informationen steht und wie sie zustande kommen. Es kennzeichnet afgis-Internetangebote, dass die Autoren und die von ihnen benutzen Datenquellen klar angegeben werden. Wer mag, kann also überprüfen, ob Informationen richtig wiedergegeben werden. Autoren wollen so objektiv wie möglich sein, doch manchmal kommt es vor, das ein Autor nicht unabhängig erscheint, vielleicht, weil er für ein Unternehmen arbeitet, um dessen Produkte in seinem Beitrag geht. Das heißt nicht automatisch, dass eine Information falsch ist. Doch wenn es solche Interessenskonflikte gibt, dann sollten sie offen angegeben werden.
4	Ersterstellung, Aktualität und geplante Pflege der Inhalte und Daten	afgis-Anbieter sagen Ihnen, wie alt die Informationen sind: Medizinisches Wissen ist ständig in Bewegung. Es kennzeichnet afgis-Internetangebote, dass bei Beiträgen auch das Datum der Erstellung und der letzten Aktualisierung leicht zu finden ist.
5	Möglichkeit für Rückmeldungen	afgis-Anbieter sind an Ihrer Meinung interessiert: Es kennzeichnet afgis-Internetangebote,

	seitens der Nutzer	dass Sie Kontaktdaten leicht finden können, um Lob und Kritik loszuwerden. Und ernstgemeinte Fragen werden ernsthaft beantwortet.
6	Angewandte Verfahren der internen Qualitätssicherung	afgis-Anbieter lernen ständig dazu: Es kennzeichnet afgis-Internetangebote, dass die Anbieter aus eigenen Fehlern lernen wollen, um die Qualität zu verbessern.
7	Trennung von Werbung und redaktionellem Beitrag	afgis-Anbieter achten streng darauf, dass es keine Schleichwerbung gibt. Werbung ist auch im Internet ein nötiges Mittel, um Informationen zu Gesundheitsthemen zu finanzieren. Es kennzeichnet jedoch afgis-Internetangebote, dass Werbung leicht zu erkennen ist und nicht mit neutralen Beiträgen verwechselt werden kann.
8	Finanzierung und Sponsoren	afgis-Anbieter sagen Ihnen, wie sie sich finanzieren: Manchmal lassen sich Informationen nur bezahlen, wenn es Geldgeber im Hintergrund gibt. Es kennzeichnet afgis-Internetangebote, dass die Informationen über Finanzierung und Sponsoren leicht aufzufinden sind.
9	Kooperation und Vernetzung	afgis-Anbieter sagen Ihnen, mit wem sie zusammenarbeiten: Medizin und Wissenschaft sind dadurch gekennzeichnet, dass verschiedenste Fachleute und Gruppen zusammenarbeiten müssen. Es kennzeichnet afgis-Internetangebote, dass Kooperationspartner offen genannt werden.
10	Datenschutz, Datenübermittlung und Datenverwendung	afgis-Anbieter schützen Ihre Daten: Es kennzeichnet afgis-Internetangebote, dass Ihre persönlichen Daten wie Email-Adressen nicht ohne Ihre Zustimmung an Dritte weitergegeben werden.

Tabelle 15: Kriterienkatalog und Gesamtbewertung DISCERN [5].

Abschnitt I: Ist die Publikation zuverlässig?	
1	Sind die Ziele der Publikation klar?
2	Erreicht die Publikation ihre selbstgesteckten Ziele
3	Ist die Publikation für Sie bedeutsam?
4	Existieren klare Angaben zu den Informationsquellen, die zur Erstellung herangezogen wurden (neben Autor oder Hersteller)?
5	Ist klar angegeben, wann die Information, die in der Publikation verwendet und wiedergegeben werden, erstellt wurden?
6	Ist die Publikation ausgewogen und unbeeinflusst geschrieben?
7	Enthält die Publikation detaillierte Angaben über ergänzende Hilfen und Informationen?
8	Äußert sich die Publikation zu Bereichen, für die keine sicheren Informationen vorliegen?
Abschnitt II: Wie gut ist die Qualität der Informationen zu Behandlungsalternativen?	
9	Beschreibt die Publikation die Wirkungsweise jedes Behandlungsverfahrens?
10	Beschreibt die Publikation den Nutzen jedes Behandlungsverfahrens?
11	Beschreibt die Publikation die Risiken jedes Behandlungsverfahrens?
12	Beschreibt die Publikation mögliche Folgen einer Nicht-Behandlung?
13	Beschreibt die Publikation, wie die Behandlungsverfahren die Lebensqualität beeinflussen?
14	Ist klar dargestellt, dass mehr als ein mögliches Behandlungsverfahren existieren kann?
15	Ist die Publikation eine Hilfe für eine „partnerschaftliche Entscheidungsfindung“ (das sogenannte shared decision-making)?
Abschnitt III: Gesamtbewertung der Publikation	
16	Bewerten Sie Sie abschließend – auf Grundlage der Antworten auf alle vorausgehenden Fragen – die Publikation hinsichtlich ihrer Gesamtqualität als Informationsqualle zur Behandlungsalternativen.

Tabelle 16: Check-In-Fragenkatalog [6].

Anwendungsbereich und Zweck	
1	Ist in der Information genau beschrieben, welchem Ziel diese dienen soll?
2	Ist in der Information genau beschrieben, für welche Zielgruppe diese verfasst ist?
Beteiligung von Interessengruppen	
3	Ist/sind der/die Autor(en) der Patienteninformation namentlich angegeben?
4	Wird die fachliche Qualifikation des/der Autors(en) angegeben?
5	Ist angegeben, ob in die Erstellung der Information Patienten und/oder Selbsthilfegruppen einbezogen waren?
Genauigkeit der Entwicklung	
6	Ist angegeben, ob sich die Information auf wissenschaftliche Quellen stützt?
7	Wurde die Art der wissenschaftlichen Quellen angegeben, auf die sich die Information stützt?
8	Ist in der Publikation ein Erstellungsdatum angegeben?
9	Ist in der Publikation ein Gültigkeitsvermerk angegeben?
10	Ist in der Publikation ein Datum für die nächste geplante Überarbeitung angegeben?
11	Ist ausdrücklich angegeben, ob die Information nach bestimmten Qualitätsrichtlinien (zum Beispiel nach DISCERN) erstellt wurde?
12	Ist angegeben, ob das Internetangebot, in dem sich die Information befindet, an einer Qualitätsinitiative (z.B. AFGIS, HON, MedCIRCLE) teilnimmt?
13	Enthält die Information für Sie persönlich ausreichende Angaben über ergänzende Hilfen und weiterführende Angebote?
14	Wird die Wirkungsweise der dargestellten Maßnahme(n) aus Ihrer persönlichen Sicht ausreichend beschrieben?
15	Wird der Nutzen der dargestellten Maßnahme(n) aus Ihrer persönlichen Sicht ausreichend beschrieben?
16	Werden mögliche Risiken bei Anwendung der dargestellte(n) Maßnahe(n) aus Ihrer persönlichen Sicht ausreichend beschrieben?
17	Wird erwähnt, ob die dargestellte(n) Maßnahme(n) Auswirkungen auf das tägliche Leben zur Folge haben?

18	Wird beschrieben, ob es bei Anwendung der vorgeschlagenen Maßnahme(n) widersprüchliche Erfahrungen in Bezug auf ihre Auswirkungen gibt?
19	Wird ausdrücklich erwähnt, ob alle derzeit bekannten Maßnahmen, die für das beschriebene Problem in Frage kommen, angeführt wurden?
20	Wird beschrieben, wie die Erkrankung verläuft, wenn die vorgestellte(n) Maßnahme(n) nicht ergriffen wird/werden?
Redaktionelle Unabhängigkeit	
21	Erscheint die Information für Sie persönlich unabhängig und interessenneutral?
Klarheit und Gestaltung	
22	Sind die wichtigsten / wesentlichen Inhalte der Information leicht zu identifizieren?
23	Ist die Gesundheitsinformation für Sie persönlich verständlich?
Zusatzfragen zu Internetinformationen	
IN 1	Enthält die Internetseite Angaben darüber, wer der Betreiber der Seite ist und welche Absichten dieser hat?
IN 2	Macht der Betreiber der Internetseiten Angaben zum Schutz und zum Umgang mit persönlichen Daten?
IN 3	Besteht die Möglichkeit, den Autor der Information und den Webmaster direkt zu kontaktieren?
IN 4	Ist der Zugang zur Internetseite ohne Beschränkung möglich?
IN 5	Können die Informationen zusammenhängend ausgedruckt werden?

Tabelle 17: Erster Schritt der Fragenkatalogerstellung. Zusammenstellung der HONCode Prinzipien und der DISCERN Kriterien.

Inhaltliche Kriterien HONCode	Inhaltliche Kriterien DISCERN
Sachverständigkeit	• Sind die Ziele der Publikation klar? • Erreicht die Publikation ihre selbstgesteckten Ziele? • Ist die Publikation ausgewogen und unbeeinflusst geschrieben? • Werden die Informationsziele erreicht?
Komplementariät	• Ist die Publikation eine Hilfe für eine "partnerschaftliche Entscheidungsfindung" (shared decision-making)?
Belegbarkeit	• Äußert sich die Publikation zu Bereichen, für die keine sicheren Informationen vorliegen? • Beschreibt die Publikation den Nutzen jedes Behandlungsverfahrens? • Beschreibt die Publikation die Wirkungsweise jedes Behandlungsverfahrens? • Beschreibt die Publikation die Risiken jedes Behandlungsverfahrens? • Beschreibt die Publikation mögliche Folgen einer Nicht-Behandlung? • Beschreibt die Publikation, wie die Behandlungsverfahren die Lebensqualität beeinflussen? • Ist klar dargestellt, dass mehr als ein mögliches Behandlungsverfahren existieren kann? • Enthält die Publikation detaillierte Angaben über ergänzende Hilfen und Informationen?
Formale Kriterien HONCode	**Formale Kriterien DISCERN**

• Offenlegung der Finanzierung? • Offenlegung der Werbepolitik? • Datenschutz? • Ist Werbung von Inhalt zu unterscheiden? • Werden die Sponsoren angegeben? • Gibt es Informationen zur Datensicherheit?	• Ist klar angegeben, wann die Informationen, die in der Publikation verwendet und wiedergegeben werden, erstellt wurden? • Existieren klare Angaben zu den Informationsquellen, die zur Erstellung der Publikation herangezogen wurden (neben dem Autor oder Hersteller)?

Tabelle 18: Zweiter Schritt der Fragebogenerstellung. Ergänzung der HONCode- und DISCERN-Kriterien um die Kriterien des Check-In-Instruments.

Inhaltliche Kriterien HONCode + DISCERN	Inhaltliche Kriterien Check-In
• Sachverständigkeit • Sind die Ziele der Publikation klar? • Erreicht die Publikation ihre selbstgesteckten Ziele? • Ist die Publikation ausgewogen und unbeeinflusst geschrieben? • Werden die Informationsziele erreicht? • Komplementariät • Ist die Publikation eine Hilfe für eine "partnerschaftliche Entscheidungsfindung" (shared decision-making)? • Belegbarkeit • Äußert sich die Publikation zu Bereichen, für die keine sicheren Informationen vorliegen? • Beschreibt die Publikation den Nutzen jedes Behandlungsverfahrens? • Beschreibt die Publikation die Wirkungsweise jedes Behandlungsverfahrens? • Beschreibt die Publikation die Risiken jedes Behandlungsverfahrens? • Beschreibt die Publikation mögliche Folgen einer Nicht-Behandlung?	• Sind die Aussagen genau? • Sind die Informationen genau • Sind die Informatoinen von Relevanz? • Sind die Darstellungen angemessen/verständlich? • Sind die Darstellungen relevant (für die Einzelperson)? • Ist der Kontext der Datenlage relevant (für die Einzelperson)?

• Beschreibt die Publikation, wie die Behandlungsverfahren die Lebensqualität beeinflussen? • Ist klar dargestellt, dass mehr als ein mögliches Behandlungsverfahren existieren kann? • Enthält die Publikation detaillierte Angaben über ergänzende Hilfen und Informationen?	
Formale Kriterien HONCode + DISCERN	Formale Kriterien Check-In
• Offenlegung der Finanzierung? • Offenlegung der Werbepolitik? • Datenschutz? • Ist Werbung von Inhalt zu unterscheiden? • Werden die Sponsoren angegeben? • Gibt es Informationen zur Datensicherheit? • Ist klar angegeben, wann die Informationen, die in der Publikation verwendet und wiedergegeben werden, erstellt wurden? • Existieren klare Angaben zu den Informationsquellen, die zur Erstellung der Publikation herangezogen wurden (neben dem Autor oder Hersteller)?	

Tabelle 19: Dritter Schritt der Fragebogenerstellung. Ergänzung der HONCode-, DISCERN- und Check-In-Kriterien um die Kriterien für eine evidenzbasierte Patienteninformation [9].

Inhaltliche Kriterien HONCode + DISCERN + Check-In	Inhaltliche Kriterien für eine evidenzbasierte Patienteninformation
• Sachverständigkeit • Sind die Ziele der Publikation klar? • Erreicht die Publikation ihre selbstgesteckten Ziele? • Ist die Publikation ausgewogen und unbeeinflusst geschrieben? • Werden die Informationsziele erreicht? • Komplementariät • Sind die Aussagen genau? • Sind die Informationen genau • Sind die Informationen von Relevanz? • Sind die Darstellungen angemessen/verständlich? • Sind die Darstellungen relevant (für die Einzelperson)? • Ist der Kontext der Datenlage relevant (für die Einzelperson)? • Ist die Publikation eine Hilfe für eine "partnerschaftliche Entscheidungsfindung" (shared decision-making)? • Belegbarkeit • Äußert sich die Publikation zu Bereichen, für die keine sicheren Informationen vorliegen? • Beschreibt die Publikation den	• Anforderungen an Informationen (wissenschaftl. Beweislage) • Aussagen richten sich nach Patientenpunkten • Ergänzungen durch angemessene grafische Darstellungen ist sinnvoll • Berücksichtigung von Layout Aspekten • Keine allgemeine sprachliche Darstellung von Risiken • Darstellung von Verlust und Gewinn nebeneinander • Fehlende Evidenzen werden offen kommuniziert

Nutzen jedes Behandlungsverfahrens? • Beschreibt die Publikation die Wirkungsweise jedes Behandlungsverfahrens? • Beschreibt die Publikation die Risiken jedes Behandlungsverfahrens? • Beschreibt die Publikation mögliche Folgen einer Nicht-Behandlung? • Beschreibt die Publikation, wie die Behandlungsverfahren die Lebensqualität beeinflussen? • Ist klar dargestellt, dass mehr als ein mögliches Behandlungsverfahren existieren kann? • Enthält die Publikation detaillierte Angaben über ergänzende Hilfen und Informationen?	
Formale Kriterien HONCode + DISCERN + Check-In	**Formale Kriterien für eine evidenzbasierte Patienteninformation**
• Offenlegung der Finanzierung? • Offenlegung der Werbepolitik? • Datenschutz? • Ist Werbung von Inhalt zu unterscheiden? • Werden die Sponsoren angegeben? • Gibt es Informationen zur Datensicherheit? • Ist klar angegeben, wann die Informationen, die in der Publikation verwendet und wiedergegeben werden, erstellt wur-	• Erkenntnisse über die Darstellung von Zahlen und Ergebnissen werden berücksichtigt • Patienten werden in den Prozess der Informationserstellung einbezogen • Verwendung von Partizipation unterstützender Sprache, die zudem der Zielgruppe angepasst wird

den? • Existieren klare Angaben zu den Informationsquellen, die zur Erstellung der Publikation herangezogen wurden (neben dem Autor oder Hersteller)?	

Tabelle 20: Vierter Schritt der Fragebogenerstellung. Ergänzung der HONCode-, DISCERN- und Check-In-Kriterien, sowie die Kriterien für eine evidenzbasierte Patienteninformation um die Transparenzkriterien des afgis-Logos.

Inhaltliche Kriterien HONCode + DISCERN + Check-In + Kriterien für eine evidenzbasierte Patienteninformation	Inhaltliche Kriterien afgis-Logo
• Sachverständigkeit • Sind die Ziele der Publikation klar? • Erreicht die Publikation ihre selbstgesteckten Ziele? • Ist die Publikation ausgewogen und unbeeinflusst geschrieben? • Werden die Informationsziele erreicht? • Komplementariät • Sind die Aussagen genau? • Sind die Informationen genau • Sind die Informationen von Relevanz? • Sind die Darstellungen angemessen/verständlich? • Sind die Darstellungen relevant (für die Einzelperson)? • Ist der Kontext der Datenlage relevant (für die Einzelperson)? • Ist die Publikation eine Hilfe für eine "partnerschaftliche Entscheidungsfindung" (shared decision-making)? • Belegbarkeit • Äußert sich die Publikation zu Bereichen, für die keine siche-	• Aktualität der Daten • Verfahren der Qualitätssicherung • Zweck der angesprochenen Zielgruppen und Informationen?

ren Informationen vorliegen? • Beschreibt die Publikation den Nutzen jedes Behandlungsverfahrens? • Beschreibt die Publikation die Wirkungsweise jedes Behandlungsverfahrens? • Beschreibt die Publikation die Risiken jedes Behandlungsverfahrens? • Beschreibt die Publikation mögliche Folgen einer Nicht-Behandlung? • Beschreibt die Publikation, wie die Behandlungsverfahren die Lebensqualität beeinflussen? • Ist klar dargestellt, dass mehr als ein mögliches Behandlungsverfahren existieren kann? • Enthält die Publikation detaillierte Angaben über ergänzende Hilfen und Informationen? • Anforderungen an Informationen (wissenschaftl. Beweislage) • Aussagen richten sich nach Patientenpunkten • Ergänzungen durch angemessene grafische Darstellungen ist sinnvoll • Berücksichtigung von Layout Aspekten • Keine allgemeine sprachliche Darstellung von Risiken • Darstellung von Verlust und Gewinn nebeneinander	

• Fehlende Evidenzen werden offen kommuniziert	
Formale Kriterien HONCode + DISCERN + Check-In + Kriterien für eine evidenzbasierte Patienteninformation	Formale Kriterien afgis-Logo
• Offenlegung der Finanzierung? • Offenlegung der Werbepolitik? • Datenschutz? • Ist Werbung von Inhalt zu unterscheiden? • Werden die Sponsoren angegeben? • Gibt es Informationen zur Datensicherheit? • Ist klar angegeben, wann die Informationen, die in der Publikation verwendet und wiedergegeben werden, erstellt wurden? • Existieren klare Angaben zu den Informationsquellen, die zur Erstellung der Publikation herangezogen wurden (neben dem Autor oder Hersteller)? • Erkenntnisse über die Darstellung von Zahlen und Ergebnissen werden berücksichtigt • Patienten werden in den Prozess der Informationserstellung einbezogen • Verwendung von Partizipation unterstützender Sprache, mit Anpassung an Zielgruppe	• Informationen über den Anbieter? • Autoren und Datenquellen der Inf. genannt? • Möglichkeit für Rückmeldungen seitens der Nutzer • Trennung von Werbung und redaktionellem Beitrag • Finanzierung und Sponsoren • Kooperationen und Vernetzung • Datenverwendung und Datenschutz

Tabelle 21: Fünfter Schritt der Fragebogenerstellung. Exzerpt der HONCode-, DISCERN- und Check-In-Kriterien, sowie die Kriterien für eine evidenzbasierte Patienteninformation und der Transparenzkriterien des afgis-Logos.

Inhaltliche Kriterien HONCode + DISCERN + Check-In + Kriterien für eine evidenzbasierte Patienteninformation + Kriterien afgis-Logo	Inhaltliche Kriterien (Qualität der Information) vorliegende Arbeit
• Sachverständigkeit • Sind die Ziele der Publikation klar? • Erreicht die Publikation ihre selbstgesteckten Ziele? • Ist die Publikation ausgewogen und unbeeinflusst geschrieben? • Werden die Informationsziele erreicht? • Komplementariät • Sind die Aussagen genau? • Sind die Informationen genau • Sind die Informationen von Relevanz? • Sind die Darstellungen angemessen/verständlich? • Sind die Darstellungen relevant (für die Einzelperson)? • Ist der Kontext der Datenlage relevant (für die Einzelperson)? • Ist die Publikation eine Hilfe für eine "partnerschaftliche Entscheidungsfindung" (shared decision-making)? • Belegbarkeit • Äußert sich die Publikation zu Bereichen, für die keine siche-	• Vollständigkeit • Aktualität • Genauigkeit • Ausgewogenheit/ Neutralität • Relevanz (Komplexitätsstufen?) • wissenschaftl. Ansatz (Methodik) • Quellenangaben und Verweise • Klare Zielgruppe und Informationsziele • Angaben zu ergänzenden Informationen/Hilfen • Ergänzende, angemessene grafische Darstellungen • Ergänzende Materialien (Materialien für Arzt-Patientenkommunikation etc.)

ren Informationen vorliegen? • Beschreibt die Publikation den Nutzen jedes Behandlungsverfahrens? • Beschreibt die Publikation die Wirkungsweise jedes Behandlungsverfahrens? • Beschreibt die Publikation die Risiken jedes Behandlungsverfahrens? • Beschreibt die Publikation mögliche Folgen einer Nicht-Behandlung? • Beschreibt die Publikation, wie die Behandlungsverfahren die Lebensqualität beeinflussen? • Ist klar dargestellt, dass mehr als ein mögliches Behandlungsverfahren existieren kann? • Enthält die Publikation detaillierte Angaben über ergänzende Hilfen und Informationen? • Anforderungen an Informationen (wissenschaftl. Beweislage) • Aussagen richten sich nach Patientenpunkten • Ergänzungen durch angemessene grafische Darstellungen ist sinnvoll • Berücksichtigung von Layout Aspekten • Keine allgemeine sprachliche Darstellung von Risiken • Darstellung von Verlust und Gewinn nebeneinander	

• Fehlende Evidenzen werden offen kommuniziert • Aktualität der Daten • Verfahren der Qualitätssicherung • Zweck der angesprochenen Zielgruppen und Informationen?	
Formale Kriterien HONCode + DISCERN + Check-In + Kriterien für eine evidenzbasierte Patienteninformation + Kriterien afgis-Logo	**Formale Kriterien vorliegende Arbeit**
• Offenlegung der Finanzierung? • Offenlegung der Werbepolitik? • Datenschutz? • Ist Werbung von Inhalt zu unterscheiden? • Werden die Sponsoren angegeben? • Gibt es Informationen zur Datensicherheit? • Ist klar angegeben, wann die Informationen, die in der Publikation verwendet und wiedergegeben werden, erstellt wurden? • Existieren klare Angaben zu den Informationsquellen, die zur Erstellung der Publikation herangezogen wurden (neben dem Autor oder Hersteller)? • Erkenntnisse über die Darstellung von Zahlen und Ergebnissen werden berücksichtigt • Patienten werden in den Pro-	• Transparenz bzgl. Anbieter, Träger und Finanzierung • Angaben zum Zweck des Informationsangebots • Trennung zwischen Inhalten und Werbung • Datenschutz (eingehalten und Informationen dazu) • Möglichkeit der Rückmeldung/ Einbezug der Nutzer • Nachvollziehbarkeit der Informationen und externer Quellen

zess der Informationserstellung einbezogen • Verwendung von Partizipation unterstützender Sprache, die zudem der Zielgruppe angepasst wird • Informationen über den Anbieter? • Autoren und Datenquellen der Inf. genannt? • Möglichkeit für Rückmeldungen seitens der Nutzer • Trennung von Werbung und redaktionellem Beitrag • Finanzierung und Sponsoren • Kooperationen und Vernetzung • Datenverwendung und Datenschutz	

Tabelle 22: Fertigstellung des Anforderungskataloges. Gruppierung von Kriterien/Itemnummern in Kategorien und Formulierung von Beispielfragen.

Kategorie	Itemnummer	Kriterien	Beispielfragen
Qualität der Veröffentlichung	1	Ist die Zielstellung der Publikation eindeutig?	• Ist ersichtlich, was die Publikation erreichen will? Wenn ja: wird dieses Ziel auch erreicht? • Ist klar, an wen sich die Publikation richtet?
	2	Ist die Publikation ausgewogen/ neutral geschrieben?	• Werden alle Behandlungsmethoden berücksichtigt? • Werden Vor- und Nachteile einer Behandlung gleichermaßen vermittelt? • Findet eine neutrale Bewertung der Behandlungsmethoden statt?
	3	Bietet die Publikation Unterstützung beim shared decision making?	• Eignet sie sich zur Vorbereitung auf ein Arztgespräch? • Wird darauf hingewiesen, welche Fragen mit dem Arzt geklärt werden müssen?
	4	Enthält die Publikation detaillierte Angaben über ergänzende Hilfen und zusätzlich zweckdienliche In-	• Gibt es z.B. Checklisten oder eine Liste von wichtigen Ansprechpartnern oder weitere Hilfsmittel?

		formationen?	
Qualität der Information	5	Verfügen die Autoren über eine ausreichende Qualifikation?	• Werden die Qualifikationen der Autoren genannt? • Gewährleistet die Qualifikation der Autoren eine entsprechende Sachverständigkeit für die von ihnen verfassten Themen?
	6	Sind die Informationen wissenschaftlich belegt?	• Werden alle für das Thema relevanten Quellen verwendet (Studien und Systematische Reviews? Ist deren Qualität berücksichtigt? Werden ausreichend Referenzen angegeben? • Handelt es sich bei den Referenzen um wissenschaftliche Quellen?
	7	Sind die Informationen genau?	• Werden Informationen nicht verkürzt dargestellt? • Wird nicht zu sehr verallgemeinert?
	8	Sind die Informationen vollständig?	• Wird ausreichend auf Vor- und Nachteile, sowie auf mögliche Konsequenzen und Nebenwirkungen eingegangen? • Werden alle Risiken erwähnt? Sind alle Themen die behandelt werden vollständig? • Erhebt die Publikation Anspruch auf Vollständigkeit (insgesamt oder zu bestimmten Themen)? Wenn ja: ist diese gegeben?

			• Wenn nein: wird dies an den entsprechenden Stellen kommuniziert?
	9	Ist die Sprache an die Zielgruppe angepasst?	• Ist die Sprache leicht verständlich? • Werden Fachwörter vermieden bzw. ausreichend erklärt?
	10	Sind die Informationen relevant?	• Richten sich die Aussagen nach Patientenpunkten? • Werden die Themen aus Patientensicht diskutiert?
Qualität der Informationsdarstellung	11	Sind die Darstellungen angemessen/ verständlich?	• Sind die verwendeten Darstellungen verständlich und relevant? • Erleichtern die Darstellungen das Textverständnis? • Werden möglicher Verlust und Gewinn einer Behandlung nebeneinander dargestellt? • Werden Risiken in absoluten und nicht relativen Zahlen dargestellt?
	12	Werden Layout-Aspekte berücksichtigt?	• Unterstützt das Layout den Lesefluss? • Fördert das Layout das Textverständnis? • Ist die Publikation übersichtlich? • gibt es grafische Darstellungen für numerische Sachverhalte
Transparenz	13	Ist ersichtlich von wem die	• Werden die Autoren genannt?

		Informationen stammen?	• Können die Kapitel den Autoren zugeordnet werden? • Ist ersichtlich, wer der Herausgeber der Publikation ist?
	14	Werden die Quellen ausreichend belegt?	• Gibt es Quellenverweise und sind diese vollständig? • Sind die Quellenverweise gut sichtbar? • Können die Quellenverweise den entsprechenden Informationen zugeordnet werden?
	15	Werden keine Aussagen/ Empfehlungen zu Sachverhalten getätigt, zu denen keine sicheren Informationen vorliegen?	• Wird darauf hingewiesen, wenn die Informationslage nicht valide ist oder Evidenzen fehlen? • Wenn ja: wird in diesem Fall auf Empfehlungen verzichtet bzw. darauf hingewiesen, dass diese nicht auf gesicherten Informationen beruhen?
	16	Gibt es Angaben zur Finanzierung der Publikation?	• Ist ersichtlich, wer die Publikation finanziert hat bzw. ob der Herausgeber die Publikation selbst finanziert hat oder mit Drittmitteln? • Wenn die Publikation mit Drittmittel finanziert wurde: ist erkenntlich um welche Drittmittel es sich dabei handelt? • Werden redaktionelle Inhalte deutliche von Werbungen

			getrennt? • Sind Werbungen gut sichtbar als solche gekennzeichnet?

Tabelle 23: Bundesweit tätige gesetzliche Krankenkassen mit dazugehöriger Internetpräsens [31]. Letzer Aufruf der Seiten am 14.02.2015.

Bundesweit tätige Krankenkasse	Internetseite
actimonda BKK	www.actimonda.de
AOK	www.aok.de/bundesweit
Audi BKK	www.Audibkk.de
BAHN-BKK	www.bahn-bkk.de
BARMER GEK	www.barmer-gek.de
Bertelsmann BKK	www.bertelsmann-bkk.de
Betriebskrankenkasse Mobil Oil	www.bkk-mobil-oil.de
BIG direkt gesund	www.big-direkt.de
BKK 24	www.bkk24.de
BKK Braun-Gillette	www.bkk-braun-gillette.de
BKK family	www.bkk-family.de
BKK firmus	www.bkk-firmus.de
BKK Gildemeister Seidensticker	www.bkkgilsei.de
BKK Linde	www.bkk-linde.de
BKK Pfalz	www.bkkpfalz.de
BKK ProVita	www.bkk-provita.de
BKK VerbundPlus	www.bkk-verbundplus.de
BKK Verkehrsbau Union (VBU)	www.meine-krankenkasse.de
BKK vor Ort	www.bkkvorort.de
Continentale Betriebskrankenkasse	www.continentale-bkk.de
DAK-Gesundheit	www.dak.de
Debeka BKK	www.debeka-bkk.de
Deutsche BKK	www.deutschebkk.de
Die Schwenninger Betriebskrankenkasse	www.Die-Schwenninger.de
energie-BKK	www.energie-bkk.de
Hanseatische Krankenkasse	www.hek.de
Heimat Krankenkasse	www.heimat-krankenkasse.de
hkk Erste Gesundheit	www.hkk.de
IKK classic	www.ikk-classic.de
IKK gesund plus	www.ikk-gesundplus.de
Kaufmännische Krankenkasse -	www.kkh.de

KKH	
Knappschaft	www.knappschaft.de
Novitas BKK	www.novitas-bkk.de
pronova BKK	www.pronovabkk.de
R+V Betriebskrankenkasse	www.ruv-bkk.de
Salus BKK - Die Gutfühlversicherung	www.salus-bkk.de
SECURVITA BKK	www.securvita.de
Siemens-Betriebskrankenkasse (SBK)	www.sbk.org
Techniker Krankenkasse	www.tk.de
TUI BKK	www.tui-bkk.de/
Vereinigte BKK	www.vereinigte-bkk.de
WMF Betriebskrankenkasse	www.wmf-bkk.de

Tabelle 24: Top 20 Pharmaunternehmen weltweit nach Umsatz und Ausgaben für Forschung und Entwicklung im Jahr 2013 [32]. Letzter Aufruf der Seiten am 21.02.2014.

Rang	Unternehmen	Internetseite
1	Novartis	http://www.novartis.de/index.shtml; http://www.novartisoncology.com/de/index.jsp
2	Pfizer	http://www.pfizer.de/
3	Roche	http://www.roche.de/
4	Sanofi-Aventis	http://www.sanofi.de
5	Merck	http://www.merck.de
6	GlaxoSmithKline	http://www.glaxosmithkline.de; http://www.gsk-onkologie.de
7	Johnson & Johnson	http://www.jnjgermany.de/
8	AstraZeneca	http://www.astrazeneca.de https://www.lungenkrebs.de
9	Eli Lilly	http://www.lilly-pharma.de/
10	AbbVie	http://www.abbvie.de
11	Amgen	https://www.amgen.de/ http://www.onkologie.de
12	Teva Pharmaceutical Industries	http://www.teva.de
13	Bayer	http://www.bayer.de/ http://pharma.bayer.com/de/index.php
14	Novo Nordisk	http://novonordisk.de/documents/home_page/document/index.asp
15	Boehringer Ingelheim	http://www.boehringer-ingelheim.de/
16	Takeda	http://www.takeda.de/
17	Bristol-Myers Squibb	http://www.b-ms.de
18	Gilead Sciences	http://www.gilead.com/
19	Astellas Pharma	http://www.astellas.de/
20	Daiichi Sankyo	http://www.daiichi-sankyo.de/

Tabelle 25: Bundes- und landesweit tätige onkologische Institutionen mit dazugehöriger Internetseite. Letzter Aufruf der Seiten am 14.02.2015.

Bundesweit tätige Gesellschaft	Internetseite
Deutsche Krebsgesellschaft	http://www.krebsgesellschaft.de/
Krebsinformationsdienst	https://www.krebsinformationsdienst.de/
Landeskrebsgesellschaften	**Internetseite**
Baden-Württemberg	www.krebsverband-bw.de
Bayern	www.bayerische-krebsgesellschaft.de
Berlin	www.berliner-krebsgesellschaft.de
Brandenburg	www.krebsgesellschaft-brandenburg.de
Bremen	www.krebs-bremen.de
Hamburg	www.krebshamburg.de
Hessen	www.hessische-krebsgesellschaft.de
Mecklenburg-Vorpommern	www.krebsgesellschaft-mv.de
Niedersachsen	www.nds-krebsgesellschaft.de
Nordrhein-Westfalen	www.krebsgesellschaft-nrw.de
Rheinland-Pfalz	www.krebsgesellschaft-rlp.de
Saarland	www.saarlaendische-krebsgesellschaft.de
Sachsen	www.skg-ev.de
Sachsen-Anhalt	www.sakg.de www.krebsberatung-online.de
Schleswig-Holstein	www.krebsgesellschaft-sh.de
Thüringen	www.krebsgesellschaft-thueringen.de

Tabelle 26: Bundesweit tätige Selbsthilfegruppen mit entsprechender Internetpräsenz. Geordnet nach Organsystem. Letzter Aufruf der Seiten am 24.02.2015.

Bundesweit tätige Selbsthilfegruppen		
Tumorart	Name der Selbsthilfegruppe	Internetseite
Harnblase	Blasenkrebs Online-Selbsthilfegruppe	www.forum-blasenkrebs.net
	Deutsche ILCO e.V.	www.ilco.de
	Selbsthilfe-Bund Blasenkrebs e.V. (ShB)	www.blasenkrebs-shb.de
Kolorektales Karzinom	Deutsche ILCO e.V.	www.ilco.de
Lungenkarzinom	Bundesverband Selbsthilfegruppe Lungenkrebs e.V.	www.selbsthilfe-bronchialkarzinom.de
Mammakarzinom	BRCA-Netzwerk - Hilfe bei familiärem Brust- und Eierstockkrebs e.V.	www.brca-netzwerk.de
	Frauenselbsthilfe nach Krebs e.V.	www.frauenselbsthilfe.de
	mamazone - Frauen und Forschung gegen Brustkrebs e.V.	www.mamazone.de
Mund-Rachen	Bundesverband der Kehlkopflosen und Kehlkopfoperierten e.V.	kehlkopfoperiert-bv.de
Pankreaskarzinom	Arbeitskreis der Pankreatektomierten e.V. (AdP e.V. - Bauchspeicheldrüsenerkrankte)	www.bauchspeicheldruese-pankreas-selbsthilfe.de
	Selbsthilfe Tumore und Erkrankungen der Bauchspeicheldrüse - TEB e.V.	www.teb-selbsthilfe.de
Prostatakarzinom	Bundesverband Prostatakrebs Selbsthilfe e.V. (BPS)	www.prostatakrebs-bps.de

Tabelle 27: Patientenbroschüren der Selbsthilfegruppen.

Selbsthilfegruppe	Tumorart (Anzahl)
Arbeitskreis der Pankreatektomierten e.V	Pankreaskarzinom (1)
Blasenkrebs Online-Selbsthilfegruppe	Harnblase (1)
Bundesverband der Kehlkopflosen und Kehlkopfoperierten e.V.	Mund-Rachen (3)
Bundesverband Prostatakrebs Selbsthilfe e.V	Prostatakarzinom (4)
Deutsche ILCO e.V. – Selbsthilfe bei Darmkrebs und Stoma	Kolorektales Karzinom (2)
mamazone Frauen und Forschung gegen Brustkrebs e.V.	Mammakarzinom (5)

Tabelle 28: Broschüren der bundesweit tätigen onkologischen Institutionen.

Bundesweit tätige onkologische Institutionen	Tumorart (Anzahl)
Deutsche Krebsgesellschaft	• Kolorektales Karziom (3) • Lungenkarzinom (1) • Mammakarzinom (5) • Melanom (2) • Mund und Rachen (1) • Pankreaskarzinom (1) • Prostata (3) • Uteruskarzinom (1)
Deutsches Krebsforschungszentrum Krebsinformationsdienst	• Prostatakarzinom (1)

Tabelle 29: Broschüren der Landeskrebsgesellschaften.

Landeskrebsgesellschaft	Tumorart (Anzahl)
Baden-Württemberg	• Kolorektales Karzinom (1) • Lungenkarzinom (1) • Mammakarzinom (2) • Pankreaskarzinom (1) • Prostatakarzinom (1)
Bayern	• Kolorektales Karzinom (1) • Lungenkarzinom (1) • Mammakarzinom (5) • Melanom (2) • Prostatakarzinom (4) • Uteruskarzinom (1)
Berlin	• Kolorektales Karzinom (1) • Lungenkarzinom (1) • Mammakarzinom (1) • Melanom (1) • Prostatakarzinom (1) • Uteruskarzinom (1)
Bremen	• Mammakarzinom (1)
Niedersachsen	• Kolorektales Karzinom (1) • Lungenkarzinom (1) • Mammakarzinom (1) • Melanom (1) • Prostatakarzinom (1) • Uteruskarzinom (1)
Nordrhein-Westfalen	• Kolorektales Karzinom (1) • Lungenkarzinom (1) • Mammakarzinom (2) • Melanom (1) • Pankreaskarzinom (1) • Prostatakarzinom (3) • Uteruskarzinom (1)

Rheinland-Pfalz	• Harnblase (1) • Melanom (1) • Mund und Rachen (2) • Pankreaskarzinom (1) • Uteruskarzinom (1)
Sachsen-Anhalt	• Kolorektales Karzinom (1) • Lungenkarzinom (1) • Mammakarzinom (2) • Melanom (1) • Prostatakarzinom (1) • Uteruskarzinom (1)

Tabelle 30: Broschüren der Deutschen Krebshilfe.

Gemeinnützige Organisation	Tumorart (Anzahl)
Deutsche Krebshilfe	• Harnblasenkarzinom (1) • Kolorektales Karziom (1) • Lungenkarzinom (1) • Mammakarzinom (1) • Melanom (1) • Mund und Rachen (2) • Pankreaskarzinom (1) • Prostata (1) • Uteruskarzinom (1)

Tabelle 31: Patientenbroschüren der bundesweit tätigen gesetzlichen Krankenkassen.

Gesetzliche Krankenkasse	Tumorart (Anzahl)
BARMER GEK	• Kolorektales Karzinom (1) • Mammakarzinom (1) • Prostatakarzinom (1)
BKK Braun-Gillette	• Mammakarzinom (1)
Kaufmännische Krankenkasse - KKH	• Mammakarzinom (1)

Tabelle 32: Patientenbroschüren der Pharmaunternehmen.

Pharmaunternehmen	Tumorart (Anzahl)
Eli Lilly	• Lungenkarzinom (3)
Roche	• Kolorektales Karzinom (1) • Mammakarzinom (1) • Pankreaskarzinom (1)
Sanofi	• Prostatakarzinom (1)

SCHRIFTENREIHE MASTERSTUDIENGANG CONSUMER HEALTH CARE

herausgegeben von Prof. Dr. Marion Schaefer

ISSN 1869-6627

1 *Lena Harmann*
Patienteninformation und Shared Decision Making im Lichte des Publikumswerbeverbotes für verschreibungspflichtige Arzneimittel
ISBN 978-3-8382-0056-9

2 *Janna K. Schweim*
Untersuchungen zum Arzneimittelversandhandel aus Verbrauchersicht
ISBN 978-3-8382-0071-2

3 *Ansgar Muhle*
Deutsche Gesundheitsportale im Netz
Kritische Einschätzung anhand der gängigen Qualitätssiegel
ISBN 978-3-8382-0086-6

4 *Elizabeth Storz*
Psychopharmakamarkt in Deutschland
Eine Untersuchung zu den Strukturveränderungen durch das Arzneiversorgungs-Wirtschaftlichkeitsgesetz (AVWG)
ISBN 978-3-8382-0109-2

5 *Ursula Sellerberg*
Heilpflanzen-Datenbanken im Internet
Eine kritische Untersuchung anhand verbraucherrelevanter Kriterien
ISBN 978-3-8382-0092-7

6 *Rüdiger Kolbeck*
Arzneimittelfälschungen auf globaler und nationaler Ebene
Eine Studie über das Problembewusstsein bei Patienten und Experten
ISBN 978-3-8382-0155-9

7 *Silke Lauterbach*
Das diabetische Fußsyndrom
Ein Ratgeber zur Identifizierung von Risikopatienten in der Apotheke
ISBN 978-3-8382-0182-5

8 *Judith Rommerskirchen*
Die Arzneimittelrabattverträge der gesetzlichen Krankenversicherungen
Eine Studie über Probleme bei ihrer Umsetzung an der Schnittstelle von Arzt und Apotheker
ISBN 978-3-8382-0253-2

9 *Verena Purrucker*
Möglichkeiten und Grenzen von Franchisesystemen in der zahnärztlichen Versorgung in Deutschland
ISBN 978-3-8382-0186-3

10 *Stefan Prüller*
Risiken und Nebenwirkungen auf der Spur
Konsumentenberichte über unerwünschte Arzneimittelwirkungen als Chance für Krankenkassen
ISBN 978-3-8382-0318-8

11 *Denny Lorenz*
Development of a Standard Report for Signal Verification on Public Adverse Event Databases
ISBN 978-3-8382-0432-1

12 *Kerstin Bendig*
Risikomanagement in der Arzneimittelsicherheit
Ansätze zur Effektivitätsbewertung von Risikominimierungsmaßnahmen in den USA und Europa im Vergleich
ISBN 978-3-8382-0438-3

13 *Dirk Klintworth*
Reporting Guidelines und ihre Bedeutung für die Präventions- und Gesundheitsförderungsforschung
ISBN 978-3-8382-0448-2

14 *Judith Weigel*
Schwangerschaft bei Frauen mit und ohne Autoimmunerkrankungen
Ein Vergleich hinsichtlich der mütterlichen Charakteristika und des Ausgangs der Schwangerschaft
ISBN 978-3-8382-0468-0

15 *Christopher Funk*
Mobile Softwareanwendungen (Apps) im Gesundheitsbereich
Entwicklung, Marktbetrachtung und Endverbrauchermeinung
ISBN 978-3-8382-0493-2

16 *Carmen Flecks*
Auf der Suche nach Psychotherapie
Bedarfsplanung für die Psychotherapie unter besonderer Berücksichtigung des Versorgungsstrukturgesetzes 2012 (GKV-VStG)
ISBN 978-3-8382-0498-7

17 *Beate Kern*
Arzneimittel für seltene Erkrankungen:
Evidenzlevel der Wirksamkeitsstudien, Frühe Nutzenbewertung und Preisentwicklung in Deutschland
ISBN 978-3-8382-0762-9

18 *Heike Dally*
Anforderungen an das Design klinischer Studien in der Onkologie nach Einführung der frühen Nutzenbewertung
ISBN 978-3-8382-0933-3

19 *Malena Johannes*
Big Data for Big Pharma
An Accelerator for The Research and Development Engine?
ISBN 978-3-8382-0942-5

20 *Christian Keinki*
Informationsbroschüren für Krebspatienten
Eine empfehlenswerte Quelle für Ratsuchende?
ISBN 978-3-8382-0920-3

Sie haben die Wahl:

Bestellen Sie die *Schriftenreihe*
Masterstudiengang Consumer Health Care
einzeln oder im **Abonnement**

per E-Mail: vertrieb@ibidem-verlag.de | per Fax (0511/262 2201)
als Brief (***ibidem***-Verlag | Leuschnerstr. 40 | 30457 Hannover)

Bestellformular

❒ Ich abonniere die *Schriftenreihe Masterstudiengang Consumer Health Care* ab Band # ____

❒ Ich bestelle die folgenden Bände der *Schriftenreihe Masterstudiengang Consumer Health Care*
____; ____; ____; ____; ____; ____; ____; ____; ____; ____

Lieferanschrift:

Vorname, Name ....

Anschrift ....

E-Mail.. | Tel.: ....

Datum .... | Unterschrift ....

Ihre Abonnement-Vorteile im Überblick:

- Sie erhalten jedes Buch der Schriftenreihe pünktlich zum Erscheinungstermin – immer aktuell, ohne weitere Bestellung durch Sie.
- Das Abonnement ist jederzeit kündbar.
- Die Lieferung ist innerhalb Deutschlands versandkostenfrei.
- Bei Nichtgefallen können Sie jedes Buch innerhalb von 14 Tagen an uns zurücksenden.

ibidem-Verlag
Melchiorstr. 15
D-70439 Stuttgart
info@ibidem-verlag.de

www.ibidem-verlag.de
www.ibidem.eu
www.edition-noema.de
www.autorenbetreuung.de

www.ingramcontent.com/pod-product-compliance
Ingram Content Group UK Ltd.
Pitfield, Milton Keynes, MK11 3LW, UK
UKHW040027200726
13854UKWH00001B/394

9 783838 209203